江西财经大学信毅学术文库

国家社会科学基金项目资助

中国地方政府公共医疗卫生服务供给的统计测度研究

陶春海　著

中国财经出版传媒集团

中国财政经济出版社

图书在版编目（CIP）数据

中国地方政府公共医疗卫生服务供给的统计测度研究 /
陶春海著 . -- 北京：中国财政经济出版社，2020. 12
（江西财经大学信毅学术文库）
ISBN 978 - 7 - 5223 - 0098 - 6

Ⅰ. ①中…　Ⅱ. ①陶…　Ⅲ. ①地方政府－医疗卫生服
务－卫生统计－研究－中国　Ⅳ. ①R199. 2

中国版本图书馆 CIP 数据核字（2020）第 187735 号

责任编辑：彭　波　　　　　责任校对：李　丽
封面设计：王　颖　　　　　责任印制：史大鹏

中国财政经济出版社 出版

URL：http：//www. cfeph. cn
E－mail：cfeph@ cfeph. cn
（版权所有　翻印必究）

社址：北京市海淀区阜成路甲 28 号　邮政编码：100142
营销中心电话：010－88191522
天猫网店：中国财政经济出版社旗舰店
网址：https：//zgczjjcbs. tmall. com
北京财经印刷厂印刷　各地新华书店经销
成品尺寸：170mm×230mm　16 开　13. 5 印张　207 000 字
2020 年 12 月第 1 版　2020 年 12 月北京第 1 次印刷
定价：68. 00 元
ISBN 978 - 7 - 5223 - 0098 - 6
（图书出现印装问题，本社负责调换，电话：010－88190548）
本社质量投诉电话：010－88190744
打击盗版举报热线：010－88191661　QQ：2242791300

总　序

　　书籍是人类进步的阶梯。通过书籍出版，由语言文字所承载的人类智慧得到较为完好的保存，作者思想得到快速传播，这大大地方便了知识传承与人类学习交流活动。当前，国家和社会对知识创新的高度重视和巨大需求促成了中国学术出版事业的新一轮繁荣。学术能力已成为高校综合服务水平的重要体现，是高校价值追求和价值创造的关键衡量指标。

　　科学合理的学科专业、引领学术前沿的师资队伍、作为知识载体和传播媒介的优秀作品，是高校作为学术创新主体必备的三大要素。江西财经大学较为合理的学科结构和相对优秀的师资队伍，为学校学术发展与繁荣奠定了坚实的基础。近年来，学校教师教材、学术专著编撰和出版活动相当活跃。

　　为加强我校学术专著出版管理，锤炼教师学术科研能力，提高学术科研质量和教师整体科研水平，将师资、学科、学术等优势转化为人才培养优势，我校决定分批次出版高质量专著系列；并选取学校"信敏廉毅"校训精神的前尾两字，将该专著系列命名为"信毅学术文库"。在此之前，我校已分批出版"江西财经大学学术文库"和"江西财经大学博士论文文库"。为打造学术品牌，突出江财特色，学校在上述两个文库出版经验的基础上，推出"信毅学术文库"。在复旦大学出版社的大力支持下，"信毅学术文库"已成功出版两期，获得了业界的广泛好评。

　　"信毅学术文库"每年选取 10 部学术专著予以资助出版。这些学术专著囊括经济、管理、法律、社会等方面内容，均为关注社会热点论题或有重要研究参考价值的选题。这些专著不仅对专业研究人员开展研究工作具有参考价值，也贴近人们的实际生活，有一定的学术价值和现实指导意义。专著的作者既有学术领域的资深学者，也有初出茅庐的优秀博士。资深学者因其学术涵养深厚，他们的学术观点代表着专业研究领域的理论前沿，对他们专著的出版能够带来较好的学术影响和社会效益。优秀博士作为青年学者，他们学术思维活跃，容易提出新的甚至是有突破性的学术观点，从而成为学术研究或学术争论的焦点，出版他们学术成果的社会效益也不言自明。一般而言，国家级科研基金资助项目具有较强的创新性，该类研究成果常常在国内甚至国际专业研究领域处于领先水平，基于以上考虑，我们在本次出版的专著中也吸纳了国家级科研课题项目研究成果。

"信毅学术文库"将分期分批出版问世，我们将严格质量管理，努力提升学术专著水平，力争将"信毅学术文库"打造成为业内有影响力的高端品牌。

王　乔

2016 年 11 月

前　言

　　随着我国改革进程的不断深入，特别是新一代领导核心确立以来，伴随着一系列相应政策的施行，我国政府作为公共服务提供者的能力日渐提高。近年来，"公共服务"作为大众频繁提到的改革新方向要素，受到研究界深入关注，特别是党的十九大提出的："政府以'委托代理'的方式与社会承购方在社会公共服务购买方面所缔结的契约关系，能够有效地盘活社会富余资源，不断地促进政府公共服务管理能力的提升"，深刻说明了政府对自身在公共服务方面所扮演的角色有了更深刻的认知。发展是我党作为执政党一直以来追求的本质需要，这种发展不仅在于经济发展，更在于人民生活水平的提高，社会服务的完善，治理水平的提高。在党的十八届五中全会上提出的共享发展理念正是这种发展理念的集大成者，共享发展是中国特色社会主义的本质要求，必须坚持发展为了人民、依靠人民、发展成果由人民共享，做出更有效的制度安排，使全体人民在共建共享发展中有更多的获得感，增强发展动力，增进人民团结，以期达到社会整体的共同富裕，将发展的成果具象为人民生活中可以感受到的方方面面。

　　尽管公共医疗服务作为当前我国政府在公共服务领域聚焦的重点，而相关领域研究却寥寥无几，而医疗服务供给又是关乎民生的重要领域，本专著在中央强调着力加强"供给侧结构性改革"的背景下，基于财政分权的视角，在对我国公共医疗卫生服务的政府供给规模和供给结构进行统计分析的基础上，全面测度政府卫生支出对经济增长、对个人卫生支出、对居民消费的影响效应；政府卫生支出的公平性；政府卫生支出的供给效率及空间溢出效应，根据测度结果创新设计政府卫生投入机制，以期为完善政府财政支出结构、深化医药体制改革提供决策参考，这无疑对我国医药卫生体制改革的稳步推进具有重要的理论意义和实践价值。项目的研究也顺应了党的十八届三中全会提出的"加快改革财税体制，健全中央和地方财力与事权相匹配的体制"以及"加快公立医院改革，落实政府责任，建立科学的医疗绩效评价机制"的要求。本书主要从以下几个部分展开：

首先，对政府公共医疗服务供给现状、研究现状和存在的困难进行归纳整理和基本的统计描述。在当前社会经济高速发展的背景下，医疗卫生服务的供给也已形成了极大的需求缺口，尽管当前不断深化的医疗改革已经针对此种供需差距进行了调整，但目前这种差距依然是阻碍我国公共医疗服务进步的主要因素，亟待解决。供需关系的不平衡直接导致了我国医疗卫生服务的结构失衡：（1）在中央与地方二元政府结构中表现为主要支出来源于地方政府而中央政府提供的投入较少（本书实证研究涉及的地方政府主要指省级政府）；（2）各级地方政府在公共医疗服务方面的财政投入水平差异显著；（3）我国公共医疗服务还存在政府公共医疗卫生服务的供给效率低下的问题。在中国支出分权的财政体制下，地方政府负责基本公共医疗卫生服务的主要供给，约有70%的医疗卫生支出需要各级地方政府提供，这表明了在我国当前医疗卫生服务机制作用下，地区人口所需医疗卫生服务主要来源于地方政府支付。这也意味着：地方政府公共医疗卫生服务供给能力和供给效率的高低是解决我国"看病难、看病贵"问题的一个关键因素。围绕政府公共医疗卫生服务供给问题，国内外众多学者开展了大量研究，积累了不少有价值的研究成果，这在很大程度上推动了政府公共医疗卫生服务供给结构的优化和供给效率的提高。尽管如此，该领域的研究仍有巨大潜力和政策需求，这是由中国医药卫生体制改革的长期性和艰巨性决定的。而研究也面临着几个需要突破的难题：（1）政府为什么应该作为公共医疗卫生的供给主体，各级政府对公共医疗卫生支出如何进行博弈的，政府和个人如何进行供给才能达到帕累托最优？这是本书的难题之一。（2）政府公共医疗卫生的规模和结构是否存在多种效应，应构建何种效应模型对其研究，其效应显著程度如何？这是本书的难题之二。（3）公共医疗卫生服务具有开放性和互动性特征，使政府供给效率的归因工作更为复杂。因此，如何在效率测评的过程中分辨、控制好相关影响因素，是本书的难题之三。基于当前的研究现状和面对的难题，本书要实现两个目标：理论目标——以财政分权为视角，研究我国地方政府公共医疗卫生服务的供给问题，为经济新常态下进一步研究政府公共服务供给提供新的理论依据。实践目标——探讨地方政府公共医疗卫生服务供给规模、结构和供给水平间的差异，并在此基础上全面测度其供给的公平性、供给效应与供给效率，以期在当前进行的医疗卫生改革不断深化的过程为其提供有效的实践支持。

其次，分别对基本公共服务的政府供给规模与供给结构、基本公共服务政府供给的规模效应与结构效应、基本公共服务政府供给的公平性、基本公共医疗服务的政府供给效率展开理论与实证研究。（1）基本公共医疗服务的政府供给规模与结构研究从卫生总费用入手，层层深入，对政府卫生支出、社会卫生支出、个人卫生支出现状进行分析，发现卫生总费用绝对量是逐年增长的，但是其增长率却并不是持续增长的，因为不同时间段相关政策的变化，卫生总费用增长率呈现增长—下降—增长—下降的波动趋势，近几年因为卫生总费用的筹资方式开始进行优化调整，卫生总费用增速逐渐放缓。我国政府卫生支出在逐年增长，但是在 2007 年之前政府卫生支出增长率大部分均低于财政支出增长率，2007～2009 年政府卫生支出增长率均远远超出了当年财政支出增长率，此后政府卫生支出增长率迅速回落，基本没有出现较大差距。27 年来社会卫生支出占卫生总费用比重中有 11 年的比重增长率为负值，社会卫生支出的卫生总费用占比出现 11 年的负增长，而社会卫生支出占 GDP 比重出现了 10 年的负增长。从个人卫生支出及其增长率情况来看，1990～2016 年个人卫生支出总体呈现逐年增长趋势，27 年个人卫生支出规模扩大了近 49 倍。（2）通过博弈分析对政府与居民、地方政府与中央政府的供给责任进行讨论，结果显示：公共物品不适合由私人也就是居民提供，因为私人提供公共物品是一个劣策略。只有由具有强制力约束的地方政府出面，才能达到帕累托最优；地方政府相对中央政府而言能够发挥好自己了解当地居民偏好的信息优势，更好地改善公共医疗服务的供给，从而实现分散化提供公共品的比较优势。接着，对政府卫生支出的使用结构、分配结构、各级政府负担结构进行统计分析，使用结构中医疗保障支出 2011 年超过医疗服务支出占比，开始在政府医疗卫生支出中占据重要地位，显示政府医疗卫生支出向需求方倾斜，政府卫生政策从供给方为主向需求方的重大转变；政府卫生支出在我国省际上的差异表现出了地方政府是医疗卫生服务的主要提供者，各地区经济发展水平及地方财政状况的巨大差异，各省份投入同样极不均衡，区域分配结构表明四个区域的人均政府卫生支出呈现出"西部地区 > 东部地区 > 中部地区 > 东北部地区",东北部地区的人均政府卫生支出水平最低;各级政府负担结构显示地方财政医疗卫生支出占政府总卫生支出的比重远高于中央财政医疗卫生支出占政府总卫生支出的比重,我国医疗卫生支出主要来自地方政府。(3)政府作为监督者、管理者和政策执行者,对政府卫生支出效应分析具有重要的理论和实践价值,因此从政府卫生支出规模和结构对个人、对经济、对消费的影响效应,政府卫生支出的公平性、政府卫生支出效率、医疗服务供给效率的溢出性几个方面进行分析,发现政府卫生支出均表现出显著的影响效应。在对政府卫生支出对个人卫生支出影响的研究中发现,我国政府医疗支出的增加促进了个人医疗费用的增大,因此人民群众面对的"看病贵,看病难"问题并未就此解决,由此也可以表明,过去众多学者研究中所发现的政府医疗卫生支出提高却无法有效缓解居民医疗费用压力的情况的确存在。在对政府卫生投入对经济发展影响的门槛效应研究中发现,政府医疗保障支出对经济发展产生了门槛效应。当门槛变量人均固定资产投资处于低水平区间内,政府医疗保障支出对经济发展具有 1.074 倍的促进作用,当人均固定资产投资处于中等水平区间内,政府医疗保障支出对经济发展的促进作用提高到 1.097 倍,而当人均固定资产投资进入高水平区间,政府医疗保障支出对经济发展的促进作用则提高到了 1.114 倍。在对政府卫生支出对居民消费影响的研究中发现,政府卫生支出占总支出比重、个人所得税、消费税均会对居民消费水平产生影响,然而在全国不同区域却表现出不同的影响方向和影响程度,需要具体情况具体分析。在对政府卫生支出公平性的研究中发现,从总体趋势上来看我国政府卫生支出的基尼系数和泰尔指数的结果是一致的,近年来我国医疗卫生投入的区域不均衡性受到重视,并且"新医改"以来这一现象得到改善,但由于区域内部省份间发展的不平衡仍会导致区域内政府卫生支出表现出不公平,这一现象仍然需要重点关注。对政府卫生支出效率的研究从静态和动态两个角度展开,通过 BCC 模型的地方政府卫生支出静态效率研究发现,2007~2016 年我国地方政府卫生支出综合效率受到其规模效率的影响明显,而其纯技术效率对地方政府卫生支出综合效率影响微弱。运用 Malmquist 指数测算各地区政府卫生支出的动态效率发现,10 年间我国政府卫生支出的全要素生产率呈下降趋势,而导致全要素生产率下降的原因为技术进步，且我们认为与国家新医疗体制改革的推进和医保体系的健全有着密切关系。在对政府卫生支出效率溢出效应的研究中发现，我国地方政府卫生支出效率为空间聚集型，2007～2014 年，我国地方政府卫生支出效率的空间关联度越来越强，2015～2016 年略微下降，不同地区间呈现出不同程度的高低集聚现象。同时政府卫生支出效率表现出空间溢出性，本地区政府卫生支出占财政支出比例的提高会对本地区政府卫生支出效率产生正向影响，本地政府对医疗卫生领域的投入越大，会使政府卫生支出效率提高。

　　最后，研究立足于中国政府公共医疗服务供给的统计测度与分析结果，从政府公共医疗服务的影响机理与发展规律出发，针对政府医疗服务供给规模、供给结构、供给效应、公平性和效率等方面的优化提高提出相应的政策建议。（1）政府要充分利用其内在规律和影响机理，单纯地增加有关方面的医疗卫生投入只能事倍功半，应以规模效应结合、结构效应综合发力，在不断提升财政医疗服务投入的同时，将传统医疗服务中的一些积弊如"以药补医"等根除，尽可能地在不断提高服务水平的同时减轻居民的医疗负担。同时调整构成整体医疗服务中的各部分以适应当前社会医疗需求，促进个人医疗支出的健康发展；及时对当前社会经济中的消费指数过热进行控制，避免加剧目前的社会经济运行过程中我国居民所需的个人卫生支出压力，提高居民疾病防范意识，推动居民自身健康水平的提高。（2）在人均固定资产投资与日俱增的当下，将我国人均居民固定资产提升至中高水平有助于平衡政府医疗卫生投入结构。一般意义上的政府医疗支出，从基本结果来看是希望以提供医疗卫生服务资金的手段提高整体医疗服务的覆盖面，达到社会个体在每个方面都能享受到高效平价的医疗卫生服务。就此而言，医疗保障必须作为政府医疗卫生支出的重点投资对象，方能在持续保障居民健康水平的同时减轻整体上政府卫生支出对居民个体的经济压力；我国基本医疗保险制度历经多年，随着我国社会经济的变动而不断调整，有针对性地对其进行改革是保障其活力、促进其发展的重要手段。在医疗保障体系改革的过程中，加快相关体系的合理运行能力，完善体系运行相关市场的合理合法运作水平，将有效地推动医疗卫生保障体系的改革进程，促进此项体系更有效地服务于广大人民群众的基本卫生需求；与此同时，鼓励各类资本对医疗卫生领域的直接和间接投入，采取多种方式鼓励居民参保，尽力规避在福利制度运行中的有关损耗，将卫生医疗保障制度的效用最大化。（3）基于政府卫生支出占总支出比重在全国和东部地区具有促进消费的作用，可以适当扩大其比重来刺激消费，拉动内需，鉴于其在中西部地区对消费产生负向作用，因而要对其进行控制，提高效率，避免因过度投入带来负面效应；基于个人所得税在不同地区的影响，政府要重点关注税收对低收入人群消费水平的影响，通过调节税收提高低收入人群的消费能力，发挥低收入人群拉动内需的重要作用；因为所得税和消费税具有交互作用，目前低收入人口仍较多，可以通过提高正向效应因素使其交互作用发挥积极影响。（4）调整卫生资源的配置结构，优化产业结构不仅可以提高纯技术效率进一步优化规模效率，从而使综合效率得到全面提高；地方政府的医疗服务应打破地区间的行政壁垒，方便异地医疗服务，同时加强与邻近地区的各种医疗交流与合作，同时还要充分利用区域溢出效应机制，才能更好地实现本地区基本医疗服务的有效供给。推动区域卫生投入的均衡发展，对于偏远经济不发达地区的医疗卫生服务需从技术发展入手，使其科学、技术、生产紧密结合，促进科学技术以及医疗卫生服务协调发展；城镇化可以为居民带来巨大的生活便利和收入机会，但为了提高政府卫生支出效率，不能盲目快速地推进城镇化发展进程，要考虑到投入产出效率和整个经济的发展；推动教育发展，普及教育发展，提高居民文化素质，降低医疗知识普及难度，确保居民能够准确获取医疗服务信息，对医疗机构、医疗服务能够进行适当选择，减少医疗资源投入过度而造成的资源浪费，提高卫生支出、医疗服务效率。要将财政分权控制在一定的范围内，避免高度财政分权引起政府竞争导致的卫生支出效率下降；可以推动人口稀疏地区人口的集中生活，减少过度分散的人口带来的政府管理和监督成本而导致的医疗效率不高现象，从多方面影响效应入手，全面提高我国医疗服务供给效率。

目　　录

第1章 导　　论

1.1　研究的背景和意义

1.1.1　研究背景

随着我国改革进程的不断深入，特别是新一代领导核心确立以来，伴随着一系列相应政策的施行，我国政府提供公共服务的能力日渐提高。近年来，"公共服务"是频繁被大众提到的改革新方向要素，受到研究界广泛关注，特别是党的十九大提出的："政府以'委托代理'的方式与社会承购方在社会公共服务购买方面所缔结的契约关系，能够有效地盘活社会富余资源，不断地促进政府公共服务管理能力的提升"，深刻说明了政府对自身在公共服务方面所扮演的角色有了更深刻的认知。2015年10月，党的十八届五中全会提出共享发展理念，共享发展是中国特色社会主义的本质要求，必须坚持发展为了人民、依靠人民、发展成果由人民共享，做出更有效的制度安排，使全体人民在共建共享发展中有更多的获得感，增强发展动力，增进人民团结，朝着共同富裕方向稳步前进。同年11月召开的中央财经领导小组第十一次会议上，习近平总书记首次提出了"供给侧结构性改革"概念："在适度扩大总需求的同时，着力加强供给侧结构性改革，着力提高供给体系质量和效率，增强经济持续增长动力"，同时指出"社会政策要托底，就是要守住民生底线"；李克强总理为《经济学人》撰文，指出增加公共产品和公共服务供给是中国经济增长的两大引擎之一。

2016 年 3 月，"十三五"规划强调"增加公共服务供给；坚持普惠性、保基本、均等化、可持续方向，从解决人民最关心最直接最现实的利益问题入手，增强政府职责，提高公共服务共建能力和共享水平"。同年 8 月召开的中共中央政治局会议审议通过"健康中国 2030"规划纲要。习近平总书记在会上强调，"健康中国 2030"规划纲要是今后 15 年推进健康中国建设的行动纲领。作为"十三五"时期的重要战略之一，"健康中国"战略目标是建立覆盖城乡居民的基本医疗卫生制度，实现人人享有基本医疗卫生服务，国民健康水平接近中等发展国家水平。因此"健康中国"是一项旨在全面提高全民健康水平的国家卫生发展规划。它是以我国医药卫生体制改革实践为基础，以科学发展观和以人为本为指导思想，以实现卫生事业和国民健康跨越式发展为目标的国家战略。一时间，"共享发展""供给侧结构性改革""社会政策要托底""健康中国"等成为公共服务供给研究领域的关键词。

作为公共服务供给的重要组成部分，医疗服务供给在"十二五"期间取得了辉煌的成就。国家统计数据显示，截至 2015 年年末，医疗卫生机构数较 2010 年年末增加 5.3 万个，卫生机构床位数增加 229.3 万张，卫生技术人员数增加 215 万人，增幅分别达到 5.7%、47.9% 和 36.6%；重大疾病防控、国民健康行动计划、卫生事业发展"十二五"规划等持续推进；居民健康状况继续改善，婴儿死亡率、孕产妇死亡率等均提前实现联合国千年发展目标。然而，这些举措与成就离"共享发展""供给侧结构性改革"和"健康中国"的要求仍有较大差距。

基本公共医疗卫生服务具有典型公共品的特征，因而只有由地方政府以福利定价形式为辖区居民提供帕累托效率水平下的基本公共医疗卫生服务量时，居民福利方可达到最大化。但在我国财政分权的体制下，地方政府的财力状况、经济发展程度以及地方官员的偏好都会影响地方政府基本公共医疗卫生服务的供给状况，因此可能存在供给不匹配，或与地方经济发展水平不协调的情况，导致公共医疗卫生服务供给的非有效。

2006 年 10 月，中国共产党第十六届中央委员会第六次会议通过的《中共中央关于构建社会主义和谐社会若干重大问题的决定》在论述加强公共医疗卫生服务时，开宗明义强调要坚持公共医疗卫生服务的公益性质，同时强调要深化医疗卫生体制改革，强化政府责任，建立覆盖城乡居民的基本卫生保障制度。

2009 年 3 月，中共中央、国务院向社会公布了《关于深化医药卫生体制改革的意见》，开启了我国新一轮的医药卫生体制改革（以下简称"新医改"）。《意见》提出了"有效减轻居民就医费用负担，切实缓解'看病难、看病贵'"的近期目标，以及"建立健全覆盖城乡居民的基本医疗卫生制度，为群众提供安全、有效、方便、价廉的医疗卫生服务"的长远目标。可以看出，"新医改"的基本理念就是把基本医疗卫生作为公共产品向全民提供，逐步实现"人人享有基本医疗卫生服务"，真正体现以人为本，以健康为本。

2012 年 11 月，中国共产党第十八次全国代表大会在北京胜利召开，党的十八大报告进一步明确提出"完善国民健康政策，为群众提供安全、有效、方便、价廉的公共卫生和基本医疗服务"。

2019 年 3 月，《政府工作报告》中指出，保障基本医疗卫生服务，继续提高城乡居民基本医保和大病保险保障水平，居民医保人均财政补助标准增加 30 元，其中一半用于大病保险。降低并统一大病保险起付线，报销比例由 50% 提高到 60%，进一步减轻大病患者、困难群众医疗负担。加强重大疾病防治。完善生育配套政策，加强妇幼保健服务。

自我国实施医药卫生体制改革以来，随着各级政府对基本公共医疗服务的日益重视及财政预算支出的不断增加，我国基本公共医疗服务的规模、服务基础设施、服务水平和服务质量都得到了很大改善和提高，取得了明显成绩。然而，愈演愈烈的医患矛盾清楚地告诉我们，20 多年的医疗体制改革不仅没有完全解决当前人民群众"看病难、看病贵"的问题，反而使得医院的"门槛"越来越高，难以满足人民群众日益增长的医疗卫生服务需求，致使相当一部分群众无法享受应有的基本医疗服务。

促进公平与提高效率是各国"医改"的两大核心。健康公平是"医改"的本质要求，这是由医疗卫生事业的公益性决定的。因此在各国"医改"中，几乎都把促进健康公平放到更加突出的位置，优先发展和保证基本医疗卫生服务，努力做到公平公正，让人人分享"医改"成果。我国 2009 年推行的"新医改"就是旨在提高医疗卫生服务的公平性，实现人人享有基本医疗卫生服务的目标，而这一目标的实现，不仅需要政府不断加大医疗卫生事业的投入，还需要政府逐步完善医疗卫生投入机制。事实上，为了保障国民健康权益，促进经济发展和维护社会稳定，各国政府都把医疗卫生领域作为履行政府职责的主要领域，责无旁贷地承担起医疗卫生服务的供给责任。因此，我国"新医改"的落脚点还是要强化政府责任，特别是强化政府对医疗卫生事业的投入责任。而在促进公平的同时，要注重政府投入的效率。政府要精打细算，科学预算，把有限的资金投向最重要的领域、最关键的环节、最需要的人群，使有限的投入产生更大的效益。

基本公共医疗服务具有典型公共产品的特性，在提供上不具备竞争性，且具有明显的正外部效应，企业或私人既无意愿也无动力提供基本公共医疗服务。单纯依靠市场提供，很难达到帕累托最优状态。因此基本公共医疗服务必须由政府主导提供，这也是政府部门的重要职责之一。而医疗卫生投入是健康和医疗卫生事业发展的基础和保障，其供给水平、结构、分布和供给效率对医疗服务水平和质量有重要影响。因此要实现"新医改"所提的"病有所医"目标，实现"为群众提供安全有效方便价廉的公共卫生和基本医疗服务"的目标，不仅需要积极构建医疗卫生政府支出的责任分担机制，提高医疗卫生政府支出总量水平，还需要不断优化医疗卫生政府支出的结构和分布，提高医疗服务政府供给的效率，这也是评价、推进"医改"的必经之路。

在中国的医药卫生体制改革中，政府一直占据主导性的地位，一个重要的表现就是不仅政府医疗卫生投入的绝对数逐年增加，政府卫生支出占比也呈现逐渐上升的趋势①。从 2000 ~ 2013 年，随着卫生总费用的快速增长，我国政府卫生支出从 2000 年的 709.52 亿元增加到了 2013 年的 9545.81 亿元，增长了 12.5 倍，政府卫生支出占卫生总费用的比例由 2000 年的 15.50% 上升到了 2013 年的 30.10%，也增长了近 1 倍。可见，中国政府为解决困扰人民群众"看病难、看病贵"难题的决心不可谓不大。但是，与其他行业的改革不同的是，医疗卫生行业并未取得预期的效果。与之相反，虽然政府不断加大医疗卫生事业的投入，但医疗卫生事业的发展水平仍与人民日益增长的健康需求不相适应，难以满足"新医改"和实现

---

① 刘自敏，张昕竹等. 省级政府卫生投入动态效率及其收敛性研究 [J]. 经济与管理研究，2014（3）：26 - 35.

人人享有基本医疗卫生服务目标的需要，"看病难、看病贵"问题依然突出，医患矛盾也愈演愈烈①。

医疗服务体系是卫生系统的重要组成部分，是保障人民群众医疗服务需求的核心和主体。根据卫生经济供给理论，政府公共医疗服务的供给应该实现公平与效率的相互兼顾与协调，既能够保障和提高人民群众对公共医疗服务的可得性和可及性，又要使公共医疗服务提供具有较高的效率。但在我国财政分权的体制下，地方政府的财力状况、经济发展程度以及地方官员的偏好都会影响地方政府基本公共医疗卫生服务的供给状况，从而导致我国地方政府基本公共医疗服务供给的不合理现状尤为突出，主要表现在以下几方面。

（1）政府公共医疗服务的供给总量不足。

医疗服务供给尚不能满足经济社会发展所激发的医疗服务需求，供需之间缺口巨大，解决供给不足的问题仍是医改的当务之急。

1997 年《中共中央、国务院关于卫生改革和发展的决定》提出了"中央和地方政府对卫生事业的投入，要随着经济的发展逐年增加，增加力度不低于财政支出的增长幅度"。要求在 20 世纪末"争取全社会卫生总费用占国内生产总值（GDP）的 5% 左右"。但中国卫生总费用占 GDP 的比例直到 2009 年才达到 5.15%。而且在 2009 年卫生总费用中，政府、社会和个人卫生支出分别占到 27.5%、35.1% 和 37.4%②，政府卫生支出在卫生总费用的比例低于社会和个人卫生支出在卫生总费用的比例。根据 Tanzi 和 Sehulmecht（1997）整理的数据，早在 20 世纪 90 年代，奥地利、法国、意大利、德国、挪威、荷兰等国家医疗卫生支出占 GDP 的比重就超过了 8%，加拿大和美国更是超过了 10%，比例最低的是爱尔兰，也达到了 7.1%。《国际统计年鉴 2013》的数据也显示：我国医疗卫生政府支出占 GDP 的比例不仅低于 10.6% 的世界平均水平，而且低于低收入国家的 5.28% 的平均水平。

此外，《世界卫生统计 2013》的数据还显示：我国按照美元平均汇率、购买力评价计算的人均政府卫生支出水平分别为 119 美元和 203 美元，在

---

① 刘自敏，张昕竹等. 省级政府卫生投入动态效率及其收敛性研究 ［J］. 经济与管理研究，2014（3）：26 – 35.

② 中华人民共和国卫生和计划生育委员会《2010 年中国卫生统计年鉴》.

195 个成员中排名 115 名。如果仅从购买力评价计算的人均卫生支出水平来看，我国人均政府卫生支出水平不仅远低于美国（3454 美元）、加拿大（3157 美元）、法国（3075 美元）、瑞士（3047 美元）和日本（2506 美元）等发达国家，也低于阿根廷（851 美元）和智利（562 美元）等发展中国家。

因此，从政府卫生支出的规模看，虽然政府投入已经初具规模并且保持逐年增长的趋势，但政府卫生支出的规模仍然不足，影响了卫生事业的发展和国民健康水平的提高，难以体现政府的社会福利责任担当，难以保障为全体公民提供基本公共医疗卫生服务，"看病难、看病贵"问题依然突出。

（2）政府公共医疗服务供给的供给结构失衡。

首先，中央政府和地方政府在公共医疗服务方面投入的非均衡性异常突出。在中国支出分权的财政体制下，地方公共医疗卫生服务的供给主要由地方政府提供。各级地方政府承担着大约 80% 的支出责任，从 1998～2005 年中央政府和地方政府的卫生经费支出情况看，97% 以上的卫生经费由各级地方政府负责筹集，中央政府的卫生经费支出极为有限。

其次，各级地方政府在公共医疗服务方面的财政投入水平差异显著。社会经济发展的不平衡体现在不同区域间发展的不平衡，经济发展方面的不平衡直接导致了基本公共医疗服务的财政投入水平在不同地区之间存在差异。例如，2013 年北京地区的预算内人均医疗卫生投入为 1305.69 元，江西和安徽仅为 579.69 元和 600 元，相差 1.25 和 1.17 倍。而从发展趋势来看，省际间的预算内人均医疗卫生投入还呈现出不断扩大的趋势。地方政府基本公共医疗服务的财政投入水平的差异直接导致了卫生资源在各地的配置也存在差异。例如，《中国卫生统计年鉴 2013》显示，每千人口拥有卫生技术人员数量最多的地区是北京，为 9.48 人，其次是上海，为 6.21 人，而最低的地区西藏，仅为 3.03 人。

最后，我国公共医疗服务还存在明显的区域差异。我国长期以来的城乡二元格局与政策惯性，导致城乡基本公共卫生资源配置极不合理，城市医疗机构拥有的医疗资源优于农村的医疗机构，占全国近 70% 的农村人口拥有的公共卫生资源仅占全国总量的 30%。农村公共卫生资源的匮乏直接导致其基本公共卫生服务的供给质量远落后于城市。在某一小区域内就医疗服务层次而言，医疗资源配置又处于"结构性"失衡，县级以上医疗机构的医疗资源比基层乡镇卫生院的多，特别是床位分布呈"倒三角"配置，这与以基层为基础的医疗服务"正三角"需要不相匹配。

（3）个人医疗卫生负担较重。

近年来，随着环境恶化，我国居民遭受各类疾病的不断侵袭，造成国家人力、物力和财力的巨大损失，也致使在如今自主调节性差的中国医疗卫生市场，"看病贵"一直成为我国医疗卫生体系中最突出的问题之一，"看病贵"也已成为影响居民健康问题的突出因素。减轻居民的医疗负担，不仅意味着解决居民因病致贫和因病返贫的窘迫，更事关中国未来 10 年乃至更远的经济转型。

尽管随着我国医保覆盖率大幅提高，以及新医改对药品降价的促进作用，"看病贵"的问题开始有所缓解，但是距离人们期待的理想状态仍有不小距离。政府人均医疗财政支出在 1998 年是 269.79 元，2015 年增长到了 3253.06 元，提升了 11 倍之多；政府人均医疗财政支出增加的同时，人均医疗支出 2015 年相较于 1998 年增长了接近于 10 倍，但并没有实现政府卫生投入增加个人医疗支出减少的预期目的。我国医疗支出规模虽不断加大而效果却不甚明显，居民仍然存在个人医疗支出负担过重、有病不敢医、生病不住院现象。可见，个人卫生支出不仅仅只受政府卫生支出绝对规模的影响。因此，本书认为，要深入刻画政府卫生支出对个人卫生支出的影响，不仅需要关注政府卫生支出的规模，对政府卫生支出的结构也需进行更为深入、透彻的研究。

（4）政府医疗卫生资源配置不均衡。

随着社会经济的发展，政府不断加大卫生投入，我国的医疗卫生事业得到了长足的进步，但是还存在着区域发展不平衡、城乡资源配置差距较大等问题。在资源配置上，我国实行以供方为导向的资源配置方式，资源配置主要以床位和人力为主要依据（张自宽，1977），造成了一系列问题与矛盾：哪里医院多，医院规模大，人员多，资金就流向哪里，刺激了卫生机构、人员、床位的扩张和膨胀，造成卫生资源过分集中在大城市、大医院和大设备上。从专项资金来看，也由于缺乏科学的标准、必要的论证和严格的监控机制，资金分配的随意性较大。有调查显示，我国卫生资源总量的 80% 左右配置在城市，且集中在大城市的大医院中（班瑞益，

1999）。一方面，先进的医疗仪器设备和技术，高级卫生技术人员集中在经济发达的地区，尤其是城市大医院中，部分城市某些高精尖的仪器设备配置的总体规模已经接近甚至超过一些发达国家的水平，部分地区还出现供大于求的局面。根据部分地区的研究结果提示，城市医生和床位的实际拥有量比需要量多出 1/5～1/4；部分大型诊疗设备的实际拥有量比需要量多出 1/4～1/3（刘兴柱，1999）。另外，农村卫生资源贫乏、质量不高的现象却很普遍，医疗机构房屋破旧，设备简陋，医疗人员技术水平低下。由于缺乏科学政策的引导，长时期卫生资源数量增加和外延扩张，导致了目前结构失衡、布局不合理的卫生服务体系，卫生资源分布出现了"倒三角形"，一般而言，绝大多数的卫生服务（基本的医疗服务和预防保健服务）均应由基层医疗卫生机构提供，而高技术性的专家服务仅占少数。因此，合理的卫生资源的配置应该呈"正三角"形态，然而目前卫生资源的配置却是一种"倒三角"。大医院的卫生资源远远大于基层医疗机构，社区卫生机构配置的资源量不但数量少，且质量不高（彭志丽等，2005）。

揭示卫生管理体制和卫生资源配置等方面存在的问题和弊端，理顺各级政府对有关层次卫生资源配置和管理的关系与职责，科学调整现有卫生资源架构不合理的地方，构建结构合理、功能齐全的卫生服务体系将是我国卫生事业可持续发展的重点工作。

（5）政府公共医疗卫生服务的供给效率低下。

在中国支出分权的财政体制下，地方政府负责基本公共医疗卫生服务的主要供给。各级地方政府承担着大约70%的支出责任，为辖区内居民提供公共医疗卫生服务更是地方政府的主要职责之一。因此，地方政府公共医疗卫生服务供给能力和供给效率的高低是解决我国"看病难、看病贵"问题的一个关键因素。目前，我国的地方政府公共医疗卫生服务的供给效率有待提高，这表现在：自改革开放以来，我国东、中、西部三大经济带不论是在经济发展水平、政府财力状况还是在基本公共医疗服务供给方面都存在巨大的差异，在东部沿海地区可能存在基本公共医疗服务过度供给，而在中西部地区却供给严重不足，导致基本公共医疗服务供给的非有效。

在2015年11月10日召开的中央财经领导小组第十一次会议上，习近平总书记首次提出了"供给侧结构性改革"概念："在适度扩大总需求的同时，着力加强供给侧结构性改革，着力提高供给体系质量和效率，增强经济持续增长动力。"服务业是未来中国经济和社会的双重稳定器，而当下服务业发展的根本瓶颈不是需求不足，恰恰是供给不足，即：我国经济社会发展面临公共需求快速增长与公共服务供应不足之间的矛盾。教育、医疗等公共服务的供给总量不足和供给分布不均等问题由来已久，社会对于公共服务领域供给侧结构性改革的呼声也最为强烈。因此，增加公共产品、做好公共服务，既是建设服务型政府的重要抓手，也是通过提高供给体系的质量和效率，助力中国经济实现中高速增长的引擎之一。

鉴于此，本书在中央强调着力加强"供给侧结构性改革"的背景下，基于财政分权的视角，在对我国基本公共医疗服务的政府供给规模和供给结构进行统计分析的基础上，对其供给的公平性、供给效应和供给效率及空间溢出效应等进行全面测度，根据测度结果创新设计政府卫生投入机制，以期为完善政府财政支出结构、深化医药体制改革提供决策参考，这无疑对我国医药卫生体制改革的稳步推进具有重要理论意义和实践价值。项目的研究也顺应了党的十八届三中全会提出的"加快改革财税体制，健全中央和地方财力与事权相匹配的体制"以及"加快公立医院改革，落实政府责任，建立科学的医疗绩效评价机制"的要求。

1.1.2　研究意义

自实施医药卫生体制改革以来，我国医疗卫生事业取得了飞速发展。然而改革实施四十多年后的今天，医疗卫生事业的发展水平仍与人民日益增长的健康需求不相适应，难以满足实现"人人享有基本医疗卫生服务"目标的需要，卫生总费用快速增长、"看病难、看病贵"等问题依然突出。为逐步缓解居民"看病难、看病贵"问题，《中华人民共和国国民经济和社会发展第十三个五年规划纲要》明确要求增加公共服务供给，从解决人民最关心最直接最现实的利益问题入手，增强政府职责，提高公共服务的共建能力和共享水平。在此背景下，政府公共医疗卫生服务供给问题受到了社会各界的关注，也成为许多学者研究的重点。

因此，为探究造成国富与民生关系失衡的原因，地方政府是个重要的分析视角。而地方政府在公共医疗服务的投入力度不够或者投入多产出少都会影响其供给效率。目前国内外很多学者通过实证分析检验了第一原因的解释力，认为地方政府在财政支出过程中存在忽视公共服务类支出的政策偏向（平新乔等，2006；傅勇等，2007）；但对后一个原因的关注目前还不多见。在中国公共服务投入总量相对不足的约束下（吕炜等，2008），通过提高地方政府公共服务供给的效率，在给定投入下创造出更大的产出，对于实现国家既定的医疗卫生事业发展目标有着举足轻重的作用。特别是随着地方政府公共医疗服务投入绝对量的不断增加，其供给效率的微小变动对于实现既定目标的影响也越来越大（刘振亚，2009）。

自我国 1985 年实施医药卫生体制改革以来，随着各级政府对基本公共医疗卫生服务的日益重视及财政预算支出的不断增加，我国基本公共医疗卫生服务的规模、服务基础设施、服务水平和质量都得到了很大改善和提高，取得了明显成绩。然而，医药卫生体制改革实施 30 年后的今天，医疗卫生事业的发展水平仍与人民日益增长的健康需求不相适应，难以满足实现"人人享有基本医疗卫生服务"目标的需要，卫生总费用快速增长、"看病难、看病贵"等问题依然突出。

但在我国财政分权的体制下，地方政府的财力状况、经济发展程度以及地方官员的偏好都会影响到地方基本公共医疗卫生服务的供给状况，因此可能存在供给过度或者不足，或与地方经济发展水平不协调的情况，导致基本公共医疗卫生服务供给的非有效（卢洪友等，2011）。

在上述背景下，政府基本公共医疗卫生服务的供给状况和供给效率受到了社会各界的关注，也成为许多学者研究的重点。实践中，一些地方政府为了获得中央政府的财政补助，比较注重基本公共医疗卫生服务的规模、水平，往往忽视对供给的公平性和效率的评价。但是，居民能否从政府基本公共医疗卫生服务的供给中真正受益，在多大程度上真正缓解居民的就医负担，将是我国医药卫生体制改革继续稳步推进的关键。

因此，在我国医药卫生体制改革从试点到全面推行 30 年的节点上，有必要对政府基本公共医疗卫生服务的供给做出科学、严谨的测度：

- 政府卫生支出的减少是卫生总费用不断增长的原因吗？

- 当前财政体制下，政府应该作为公共卫生支出的主体吗？各级政府卫生支出效率如何？

- 现有政府卫生支出的规模和结构效应如何？
- 政府卫生支出规模和结构是否与地方政府的经济发展水平相协调？
- 现如今我国政府医疗卫生服务供给的公平与效率如何？

鉴于此，本书运用卫生经济供给理论和实证研究的主流方法，在分析我国基本公共医疗卫生服务的政府供给规模、供给结构、规模效应、结构效应和供给公平性的基础上，对我国 2009 年医药卫生体制改革前后的各地区政府卫生支出效率进行统计测度，并根据实证结果对政府卫生投入机制进行创新设计，这无疑对我国医药卫生体制改革的稳步推进具有重要的理论意义和实践价值。同时，本书对于丰富政府公共产品估计的理论和实证研究方法，推动公共经济学、卫生经济学、卫生统计学的发展，具有一定的学术价值。

1.2 国内外研究现状

近年来，国内外众多研究机构和学者对政府基本医疗服务供给开展了大量卓有成效的研究。由于医疗卫生服务本质上是一项政府主导的公共福利和卫生政策，因此对其政策效应的研究应属于（公共）政策效应评估的范畴。为此，下面首先论述医疗卫生服务的供给责任、评估理论与实证方法的研究进展和趋势，然后论述医疗卫生服务供给的研究现状。

1.2.1 关于政府在公共医疗服务供给中职责的研究

医疗卫生服务之所以需要提供方综合市场调控与政府规划以共同发力，就是因为私人产品的特性与公共物品的特征同时汇聚于医疗卫生服务之中，导致其特殊性和复杂性。这种复杂性引发了对医疗卫生体制改革中的主导力量究竟源自市场还是政府这一问题的争论。Evans（1974）、Stiglitz（1988）、Feldstein（1988）、Donaldon 和 Karen（1993）、Sanjay 和 Pradhan（1996）、Wagstaff（1999）、Fuchs（2000）、Frank（2003）等从医疗卫生服务公共物品的特殊属性出发，基于理论角度分析了医疗卫生服务的公共产品特性、正外部性及医疗卫生服务信息不对称引发的"市场失灵"问题，论证了政府干预医疗卫生服务的必然性。Hayek（1945）认为地方政府在行政过程中可以有效接触到第一手信息，这种信息可以有效转化为信息优势。在地方政府提供公共服务时为其提供有效的支持。斯蒂格利茨以"地区竞争"角度出发，认为地方政府更接近于本辖区的公众，不同地区的居民也有权选择自己的公共产品的服务种类与数量，因此，地方政府在为当地居民提供公共产品和公共服务上更有效。世界银行（1997）强调，医疗卫生服务是一个无法完全依靠市场进行调节的领域，因而政府应该在该领域发挥重要作用。世界卫生组织（2000）指出，政府对一个国家医疗卫生系统的运行负有连续的和长久的责任。总之，国外学者普遍认为，由于政府承担社会风险的能力高于市场，因而政府在医疗卫生服务领域中的作用是市场无法取代的。

随着医疗体制改革进程的推进，强化政府责任已成共识，但就"谁来主导医疗卫生投入"这一问题一直仍存在着争论。国内外许多学者对医疗卫生投入的主体展开了大量研究，大体存在三种不同的结论和观点：

第一，"政府主导论"。多数学者的研究表明，医疗卫生服务（特别是公共医疗服务）应突出政府的主导性作用，由政府主导筹资，实现全民医保。李玲（2008a）旗帜鲜明地认为，医疗体制改革地方向应该坚持"政府主导下的市场补充"。同时李玲（2008a，b）还呼吁，"让公立医院回归公益性轨道"，政府要充分利用市场管理机制。周寅（2006）的研究认为，政府应承担起提供公共医疗服务的职责。于保荣（2008）从公平性地角度论证了加强政府责任的必要性。孟庆跃（2008）主张在医疗卫生领域应强化政府责任，突出政府的主导性作用。顾昕（2007，2009）、刘国恩（2007）主张政府的主要责任就是筹资。

在"政府主导理论"中，主要观点集中于：政府应该增加对公立医院的投资，政府医院和社会非营利性医院卫生必须是服务体系的主体，这也直接体现了社会医疗卫生业务的本质要求，然而，"政府主导理论"并没有坚持恢复计划经济时代的完整的政府医疗服务供给体系，而是坚持要加强政府在医疗服务领域的责任。

第二，"市场主导论"。当前研究界也有部分研究表明在另一方面，我国现行医疗卫生体制运行不畅的症结在于政府的管理过于深入具体，国家行政机关的强力介入极大地压制了市场自身的调控能力。冯占春和钟炎军（2008）提出，覆盖城乡居民医疗保障体系的建立要求医疗服务提供方建立以市场为导向的运行机制。

第三，当然，还有些学者，如刘尚希（2009）通过研究主张，没有必要就"谁来主导"的问题进行争论，应共同发挥政府和市场的作用。2009年6月，国家医疗改革协调小组选择了包括世界卫生组织、世界银行、国务院发展研究中心和北京大学、复旦大学等9家海内外独立机构起草的医疗改革方案，方案中虽引入了包括"市场主导"在内的各方观点，但确立了政府主导的改革思路。

事实上，政府和市场的主动性之间并不存在矛盾。市场主导的基本需求在于政府放松对医疗服务市场的不合理管制，并在资源配置中有效发挥其基础作用。政府主导并不意味着要将整个经济形势复原到的政府供给一切的计划经济时代，而是要组织好与市场的关系，使之成为功能转变的有效基石。然而，无论是政府主导还是市场主导，政府的主观能动性都是调控整个卫生服务供给市场的基本条件。

1.2.2　关于政府医疗服务供给规模和结构的研究

供给规模方面：国外关于公共品供给问题的研究存在两种相反观点，一是由于公共品的激励不足导致其供给不足；二是由于官僚机构作为公共产品供应者的相关特征，它具有巨大的公共支出偏好，官僚预算最大化的假设导致公共产品供应过剩。围绕两种相反观点，国外学者就"公共品最优供给数量"展开大量研究，其中最有影响的是公共选择领域中著名学者尼斯坎南的研究结论——公共品的供给过度（也称"尼斯坎南之谜"）。在此基础上，国内学者对公共品的最优供给问题开始了探索性研究（锁利铭，2007；王磊，2007；刘小鲁，2008；卢洪友等，2011）。

国外对政府卫生支出规模的讨论，一般都纳入卫生总支出的研究中，这一问题主要研究重点是国内生产总值与卫生总支出之间的关系。Kleiman

（1974）和 Newhouse（1977）等卫生经济学家是研究人均卫生支出与人均GDP 之间关系的先行者。他们通过对 OECD 国家的截面数据进行计量分析，结论是：GDP 是影响总卫生支出的最重要因素。在早期阶段，国内学者主要从融资角度讨论政府卫生支出的规模。其中，杜乐勋和赵郁馨所进行的"中国卫生总费用课题小组"的研究成果受到主流研究者的认可并将之加以应用。他们从 20 世纪 90 年代以来，围绕政府卫生支出与经济发展，以及政府财政支出与社会及个人卫生支出的关系等，从筹资的角度来研究政府卫生支出的规模，从而为其他学者开展中国政府卫生支出规模的研究奠定了基础。围绕他们的研究成果，张仲芳（2008）、文小才（2011）、梁学平（2013）等学者在以体制机制层面为研究平台，运用跨国和区域数据和统计比较分析方法讨论了政府卫生支出的规模，得出了中国政府卫生支出规模仍然较小的结论。部分学者着重研究了我国政府卫生支出规模的地区差异，但结论却大相径庭。王晓洁（2009）、鄢学平（2011）、孟庆跃（2008）、黄小平和方齐云（2008）认为我国政府卫生支出规模的地区差异正在缩小；而杨宜勇等（2008）、王志锋等（2009）、孙德超（2012）实证研究的结果表明我国省级间医疗卫生服务投入的差距呈扩大趋势。还有部分学者借助面板数据，运用多种计量模型对影响医疗卫生政府投入的因素进行了研究，但得到的结论存在较大差异，甚至截然相反。例如，韩华为、苗艳青（2010）基于 31 个省区市面板数据，运用受限因变量的 Tobit模型对地方政府医疗卫生支出的影响因素进行了实证研究，结果表明人口密度、受教育水平、财政分权程度、人均 GDP 是影响地方政府医疗卫生支出水平的重要因素。而何长江（2011）同样基于 31 省区市面板数据进行的实证研究，得到的结论是：人口规模与结构、城市化水平对地方政府的医疗卫生支出水平没有显著影响，尤其是财政分权水平的影响很弱。

虽然国内针对政府卫生支出规模的研究做出了很多有益的探索，但是，王俊（2007）认为，国内研究与国外已有研究成果相比，容易存在混淆比较口径、平稳性检验缺少可信度和忽视地区差异等问题。

供给结构方面：近年来，政府卫生投入的结构性问题也是国内学者研究的热点。饶克勤（2001）、呼宇和杨敬宇（2003）、和晋予（2004）、贡森（2005）、孟庆跃（2008）、应亚珍（2009）等从地区、城乡、医疗服务机构、医疗卫生项目等方面分析了医疗卫生的政府投入结构，认为我国政府卫生投入结构不合理，并提出了优化医疗卫生政府投入结构的政策措施。刘继同（2008）认为，"政府预算医疗支出""医疗支出"和"财政补贴收入"的现有支出结构缺乏平衡性。

1.2.3　关于政府医疗服务供给效应的研究

（1）关于政府医疗服务供给对个人医疗卫生支出负担的研究。

如今，在我国基本医疗卫生市场中，"看病贵"已成为中国医疗卫生体系中最突出的问题之一，这种"看病贵"的现象必将直接破坏我国居民对自身健康投资本就较为脆弱的支出平衡。

因此，减轻居民的医疗负担不仅意味着解决因疾病导致的贫困困境，同时居民也不会因疾病而重返贫困，这种减贫效应将关系到中国未来 10 年甚至更长时间的经济转型。虽然中国的医疗保险覆盖率急剧上升，推动药品价格下降的新医改也在不断推进，"看病贵"问题虽然已经开始缓解，但要将我国医疗卫生体制发展至满足绝大部分居民理想需求的水平，还有很长的路要走。

然而，国家实施医疗体制改革后，政府卫生支出规模逐年加大，但随之而来的医疗服务价格快速上涨不仅无法有效缓解居民医疗费用高的问题，而且居民的医疗负担也越来越重，医疗费用也越来越高。国内关于政府卫生支出的研究成果很多，其中大部分都集中在政府卫生支出的效率上，如王俊（2007）、张仲芳（2013）、李郁芳等（2015）和王丽等（2015）使用 DEA 研究地方政府卫生支出效率的方法；一些侧重于医疗和财政支出的均等化，如蓝相洁（2016）利用收敛性检验和面板协整检验，研究了中国城乡医疗支出的平等性。然而，较少有学者对个人卫生支出进行相关研究，如谭涛，张燕媛等（2014）基于 QUAIDS 模型探讨了影响农村家庭医疗支出的因素；赵广川，马超等（2015）用 Sharpley 值分解法分析了农村居民消费支出的不平等；胡宏伟（2013）基于 QUAIDS 模型运用工具变量法探讨了城市居民保险对家庭医疗支出负担的影响；吉嫒、蒋崧韬（2017）运用双向固定效应模型分析了中国农村居民医疗支出的影响因素。

（2）关于政府医疗服务供给对经济发展的效应研究。

自 2009 年实施新的医疗卫生体制改革以来，国家进一步加大了对医疗服务领域的财政投入，体现在政府医疗卫生支出从 2009 年的 486.26 亿元增加到 1245.528 亿元。2015 年，六年平均年增长 1276.55 亿元。由于政府卫生支出是一种基于居民消费的相关支出，政府对医疗服务的投入尽管可以有效保证"人人享有基本医疗服务"的福祉但却将降低经济增长率。同时，增加政府对医疗服务的投入一方面可以改善居民的健康状况，从而提高劳动力使用效率；另一方面，生产力与医疗保障的覆盖范围有关。随着报销比例的扩大，必然会释放一些居民对医疗服务的潜在需求，这也可以在一定程度上刺激社会中的其他消费经济增长。

在政府卫生支出对经济增长的影响研究方向上，国内外学者从不同角度，采用不同方法进行了大量研究，所测度的成果给予了研究界以巨大的启发。例如，Santiago Lago – Penas, David Cantarero – Prieto, Carla Blazquez – Fernandez（2013）根据 31 个 OECD 国家的相关数据研究了 GDP 与医疗支出之间的关系。结果表明，产期时收入弹性接近均匀，卫生支出对人均收入的周期性变化比趋势变化更敏感，居民个人卫生支出占总支出比例较高的国家调整收入变化更多很快。H. Baltagi, Francesco Moscone（2010）根据来自 30 个经合组织国家的面板数据，研究了医疗保健支出与收入之间的长期经济关系。研究表明，医疗保健是一种必需品，而非奢侈品，其弹性远低于此前估计的水平；J. L. Carrion – i – Silvestre（2005）允许影响时间序列的水平基于边坡的结构分解，本书研究了实际人均卫生支出和实际人均 GDP 的稳定性。结果表明，在解释了横截面依赖性之后，这些变量被描述为围绕故障趋势的平滑过程。研究表明，私人医疗支出和政府医疗支出都会对 GDP 产生不同程度的影响。大量国内文献表明，政府卫生支出对经济增长有积极影响。例如，钟晓敏与杨六妹（2016）利用政府卫生支出作为解释变量，建立双向固定效应模型，研究政府卫生支出对经济增长的影响，表明政府卫生支出具有重要作用，能够有效促进经济增长；刘春平与朱娟（2014）选择海南作为研究对象，在协整检验的研究条件中运用格兰杰因果关系检验和误差修正模型研究公共卫生支出与经济增长之间的关系，结果表明公共卫生支出可以促进经济增长。马小利和李阳（2017）从多个变量组成的变量中提取共同因子，并进行向量自回归估计，以检验经济增长，卫生投入和健康投资效益之间的动态关联结果表明，健康投资的增加将带来显著的健康投资回报和经济增长效应。郭平，刘乐帆，肖海翔（2011）在内生增长模型框架下讨论了政府卫生支出与经济增长的关系，发现政府卫生支出对经济增长有积极影响。但也有一些文献研究表明，政府卫生支出有可能抑制经济增长，如杨晓胜，刘海兰，安然（2014）通过建立内生经济增长模型来证明卫生支出的增长与经济水平的提升负相关；陈浩（2010）借助省级面板协整模型的实证研究表明，公共投资比例偏低直接影响了区域经济形成增长的阻力部分。其他研究者则关注经济发展水平与医疗保障制度之间的关系。例如，王沁和王治军（2016）利用固定截距效应分析来研究 180 个国家的面板数据，证明医疗保障体系的正外部性对经济发展有积极作用；王根贤（2008）从宏观角度分析了公共医疗保障和经济增长，其结果表明经济增长与医疗保障进步之间存在一种辩证关系，二者相互补充和促进。

（3）关于政府医疗服务供给的门槛效应研究。

面板门槛模型是由 Hansen 在 1999 年首次提出，它的主要优点包括其不需要具体形式的非线性方程，而是根据数据本身特点划分区间；运用渐进分布理论构建待估计参数的置信区间，同时采用 Bootstrap 方法估计门槛值的显著性。此方法自 1999 年提出以来，得到了国内外学者的广泛应用和不断改进，如谢明明、朱铭来（2016）采用面板固定效应模型和面板门槛模型考察了医疗保险对不同收入人群医疗费用的影响差异性；韩玉军、陆旸（2008）采用 Hansen（2000）提出的"门槛回归"方法，以 108 个国家和地区作为横截面数据，对影响"环境库兹捏茨曲线"的多个因素进行了门槛效应分析，结果表明国家或地区的收入水平、工业发展水平和贸易开放程度都存在着"门槛效应"；丁忠民、玉国华（2017）运用面板线性模型和面板模型实证检验了社会保障、公共教育支出对居民收入的影响效应，研究表明非线性关系中，社会保障和公共教育支出对居民收入的影响显著存在基于城镇化水平的"门槛效应"。

对文献进行梳理发现，虽然关于医疗卫生支出对经济发展的研究有很多，如白诗珧（2017）、耿嘉川和苗俊峰（2008），兰相洁（2013）分别运用不同的方法和模型研究了医疗卫生支出的经济发展效应；杨红燕和陈天红（2013）、王希娟（2017）、谢鹏飞（2017）针对医疗保障制度、医疗保障水平展开了研究，但是基本没有针对政府卫生支出对经济发展的非线性关系展开探讨。

（4）关于政府医疗服务供给对居民消费的效应研究。

2018年《政府工作报告》中指出，五年来经济结构出现重大变革，消费贡献率由54.9%提高到58.8%，经济增长实现由主要依靠投资、出口拉动转向依靠消费、投资、出口协同拉动，由主要依靠第二产业带动转向依靠三次产业共同带动，报告提出2018年发展的主要预期目标是：国内生产总值增长6.5%左右；居民消费价格涨幅3%左右。增强消费对经济发展的基础性作用，推进消费升级，发展消费新业态新模式。2019年《政府工作报告》中提出的2019年工作任务中进一步指出，"促进形成强大国内市场，持续释放内需潜力。充分发挥消费的基础作用、投资的关键作用，稳定国内有效需求，为经济平稳运行提供有力支撑""多措并举促进城乡居民增收，增强消费能力。落实好新修订的个人所得税法，使符合减税政策的约8000万纳税人应享尽享"。

对国外文献进行梳理后发现，国外学者基于不同理论和模型对政府财政的多项支出与消费关系进行了研究，例如，Lewis和Winkler（2017）通过检验发现，政府提高效用或生产力的公共支出会产生消费的挤入效应；Lorusso和Pieroni（2017）通过对1960~2013年美国经济的向量自回归估计发现，不同特征的民用和军用政府支出对私人消费产生影响不同，相比于民用支出的积极显著影响，军事支出对私人消费产生了负面影响；Marattin和Salotti（2011）调查研究了政府支出对欧盟私人消费和投资的影响，其结果表明公共支出对私人消费和投资产生了积极影响，公共经常支出增加1%会促使私人消费增加0.24%，私人投资增加0.41%；Ahmed（1986）在跨期替代框架下研究了政府支出变化对小型开放经济的影响，研究认为政府的支出会挤出私人消费支出。

近年来国内有关政府支出与居民消费支出关系的研究也取得了一定进展，部分学者从财政支出总量和结构角度进行考察，如李春琦、唐哲一（2010）通过建立跨期迭代理论模型，对我国财政支出结构与私人消费的关系进行研究，发现不同领域的财政支出对私人消费具有的效应不同，行政管理支出对私人消费有挤出效应，社会文教费用支出、经济建设以及其他补贴性财政支出对私人消费有拉动作用；吴强、刘云波（2017）通过构建财政总支出及分类支出影响城乡居民消费的计量模型研究表明，财政总支出对城乡居民消费总量的影响不显著，教育财政支出挤入了食品衣着消费，挤出了教育消费，科学研究财政支出挤出了居民的家庭设备及服务消费，文化财政支出挤入了衣着消费，医疗财政支出挤入了医疗消费，社保及就业支出挤出了教育消费等。毛军、王蓓（2015）运用门槛面板回归和动态面板广义矩方法考察政府支出对居民消费的影响，发现需要通过加快经济增长、增加政府支出、调整政府支出结构来促进居民消费水平。有部分学者将宏观税负纳入政府支出与居民消费关系的研究中，如贺俊、李少博等（2015）运用单位根检验、回归分析等方法考察了税收、政府公共支出与居民消费之间的动态关系，发现宏观税负与居民消费呈倒"U"形关系，经济建设支出规模和社会文教支出规模对居民消费呈现正向影响，国防支出对居民消费呈负向影响；李普亮、郑旭东（2014）将税收负担、财政民生投入置于统一分析框架，将二者对城镇居民消费影响进行检验，从长期看，税负和财政民生投入均对城镇居民消费具有挤入效应，而短期内，城镇居民消费与同期的财政民生投入呈正相关，但与税负无显著关系。

1.2.4　关于政府医疗服务供给公平性的研究

公共医疗服务的公平性是国内外学者关注的热点问题。Wegstaff（2002）认为，医疗卫生服务的公平性主要体现了医疗卫生资源的纵向和横向公平，即不同家庭或个人支付的卫生服务费用不同；具有相同支付能力的个人或家庭支付的医疗服务费用应相同。Lairson（2005）的研究发现，澳大利亚的医疗服务存在不平等。鉴于特定的健康需求，富人比穷人更容易获得优秀的医生和医疗保健服务。

袁菁华（2004）研究认为，卫生资源在城乡之间、地区之间的分配严重不公平，并探讨了卫生不公平的制度性原因。苗俊峰（2005）的研究认为我国公共卫生资源配置的不公平效应突出，从而导致高收入人员享受较多的医疗服务而社会弱势群体无法享受基本的公共医疗服务。黄小平和方齐云（2008）利用泰尔指数分析了我国东中西部地区政府卫生支出的公平性。张毓辉等（2006）基于《2005年世界卫生报告》，利用政府卫生支出占卫生总费用的比例来评价不同国家的筹资公平性。

历经改革开放的 40 多年的风风雨雨，我国在经济和社会领域所取得的巨大成就有目共睹，然而高速发展的经济水平所引发的社会不平等正在加剧，这种不平等正在渐渐腐蚀我国社会的根基，党和政府已经将改革目光聚焦于此，下决心解决这些问题。例如，中国城乡之间，地区之间以及不同群体之间的医疗卫生服务水平差距不断扩大，社区对医疗改革所能够给予自身的平等性产生了极大的质疑。这些问题的存在损害了社会公平健康发展的能力，而且也将对经济稳定有序发展产生极强的负面效应。

1.2.5 关于政府医疗服务供给效率及其影响因素研究的实证方法

1.2.5.1 实证分析方法研究现状

通过对国内外文献的梳理，我们将国内外测度政府医疗服务供给效率的方法分为数据包络分析方法（DEA）、随机前沿分析方法（SFA）和其他方法。

（1）数据包络分析方法（DEA）。

DEA 是一种非参数的效率评估技术，它将决策单元（DMU）的生产技术视为"黑箱"，直接利用 DMU 的投入－产出数据和数学规划方法，计算出某个给定 DMU 相对于那些生产同类产品或服务的 DMU 的效率水平[1]。表 1.1 概括了 DEA 方法测度效率的发展历程。

表 1.1   **DEA 方法测度效率的发展历程**

作者	主要贡献
Farrell（1957）	最早提出生产效率的基本思想
Chames、Cooper and Rhodes（1978）	开发了 CCR 模型，最早使用 DEA 模型

---

① 龚锋. 地方公共安全服务供给效率评估 [J]. 管理世界，2008（4）：80－90.

续表

作者	主要贡献
Banker、Chames and Cooper (1984)	开发了 BCC 模型，将可变规模报酬生产技术纳入分析框架
Banker and Morey (1986)、Fare et al. (1989)	提出处理外生环境变量的一阶段 DEA 方法，将外部因素视为投入或产出，直接引入 DEA 模型
Carrington et al (1997)	提出构建 Tobit 回归模型检验外生变量对效率的影响是否显著的两阶段 DEA 方法
Worthington and Dollery (2000b)	提出构建 Logistic 回归模型检验外生变量对效率的影响是否显著的两阶段 DEA 方法
Fried、Schmidt and Yaisawamg (1999)	开发了四阶段 DEA 方法，较好地修正了外生环境变量对效率评估所造成的偏差
Simar and Wilson (1998)、(2000)	开发了基于 Bootstrap 的随机 DEA 方法，以期解决四阶段 DEA 方法无法将外生的随机冲击的影响予以剔除的缺陷
Kaoru Tone (2001)	提出了基于投入松弛测度的 SBM－DEA 模型，解决了投入和产出的松弛问题
Sexton TR and Lewis HF (2003)	提出了复合序贯型网络 DEA 模型，预示着决策单元"黑箱"被打开
Kao (2008)	通过严格假设在子过程和系统过程之间建立数学表达式，提出了关联二阶段网络 DEA 模型，解决了系统效率和子过程效率的衡量问题

自 Farrell（1957）提出 DEA 法以来，特别是近 30 年来，国外研究界对地区政府相关的医疗服务供给效率进行了有效研究，其中以定量评估和实证研究为主。国外研究的特点在于对单一国家的不同地区以及不同国家之间的政府卫生支出效率进行比较分析，其主要重点分析了政府在各个地区和国家的医疗支出使用效率，大多数学者使用 DEA 法测量经合组织国家和发展中国家的政府医疗费用效率。Retzlaf－roberts 等（2004）使用 DEA 方法，调查了经合组织 27 个国家的政府医疗支出的技术效率，并发现健康状态良好的国家处于相对有效前沿；Herrea 和 Pang（2005）以 1996～2002 年的 140 个发展中国家相关数据为基础，测定了政府的医疗费用效率，在第二阶段使用 Tobit 模型分析了影响因子；Afonso 和 Fernandes（2006）利用 DEA 的两阶段分析框架对葡萄牙地方政府卫生支出的效率性及其影响因

素进行了研究；Lavado RF（2009）通过 DEA 法对菲律宾所有省的公共卫生投资效率进行计算，结果表明，全部省份的投资效率皆不足，急需进一步改善；Halkos（2011）使用 2000～2002 年希腊的公共医疗健康支出数据，运用 DEA 法计算希腊的公共医疗及保健服务的效率，使用引导链法进行影响因子的回归分析；Sharon Hadad 等（2013）为了推算医疗安全保障系统的效率，采用 DEA 模型进行推断发现拥有稳定健康服务系统的 OECD 各国更有效率；Seifert（2014）在 2008 年使用法国政府的 96 个部门的相关数据分析法国政府的财政支出效率，使用 Bootstrap 自助法进行了影响因子的回归分析。

国内学者也有大量相关研究。张宁（2006）利用人口普查数据，将预期寿命作为产出指标，测算政府医疗卫生支出效率。韩华为和苗艳青（2010）、张仲芳（2013）、李郁芳和王宇（2015）、万莎（2015）、肖海翔等（2014）、刘景章和王晶晶（2015）运用 DEA – Tobit 两阶段分析框架测算了中国各省市或某省各城市政府卫生财政支出的效率及其影响因素。罗红雨（2012）运用 DEA – Bootstrap 两阶段分析框架测算中国各地方财政卫生支出的效率及其影响因素。屠彦（2012）、杨玲和时秒（2013）、官永彬（2015）、邓大松和吴迪（2015）运用 DEA 方法研究了我国各地区医疗卫生财政支出效率。管彦庆等（2014）运用 DEA 四阶段分析框架测算 30 个省市公共医疗卫生投入效率，结果表明省级公共卫生支出年均存在 29.5% 的效率损失。王宝顺和刘京焕（2011）、金荣学和宋弦（2012）、李忠民等（2012）、臧其东（2013）、王丽和王晓洁（2015）运用 DEA 以及 Malmquist 生产率指数测算了我国各地区或某省各城市财政支出效率。

（2）随机前沿分析方法（SFA）。

随机前沿分析法（SFA）是由 Aigner，Lovell and Schmidt（1977）和 Meeusen and Broeck（1977）提出的一种测量方法。随机前沿函数采用超越对数函数（Transcendental Functions）构建模型，它考虑了多产出水平和投入价格，符合经济学的生产理论，因此逐渐成为经济学中衡量效率的有效工具之一。

Hofler 和 Folland（1991）首先将该方法用于卫生服务领域的效率研究，随后更多的学者开始这方面的研究。Zuckerman 等（1994）运用随机边界多产出成本函数测量了美国医疗的非效率，得出的结论是非效率占总体医院成本的 13.6%。Vitaliano 和 Toren（1996）运用随机成本函数对 1991 年纽约 219 所医院的效率进行分析，结果发现，经济非效率约为 18%。Chirikos（1999）运用随机边界分析了 1982～1993 年佛罗里达州的 186 所医院的效率，结果发现医院 12 年间效率基本没有变化且处于很高的无效率水平上。Tong Li 和 Robert Rosenman（2001）运用随机边界分析了 1988～1933 年美国华盛顿州的 90 所医院的效率，结果发现医院的整体效率为 67%。

随着 SFA 法的应用和成熟，外国学者也基于 SFA 法计算了各类型国家及地区的公共支出效率。De Borger and Kerstens（1996）使用 SFA 计算了比利时的 589 个市级行政单位的支出效率，结果表明地方自治体的公共支出效率受社会结构、环境、人口规模、财政收支能力、公共服务供应资金筹措机制、政治特性和其他因素的影响；Athanassopoulos and Triantis（1998）利用 SFA 评估了 172 座希腊城市地方公共服务的效率，在研究中他们发现政府投资支出和手续费收入的比例的增加对政府支出的效率带来了良性影响，但与此同时也可以发现人口密度和政府补助金收入的增加导致政府支出效率的弱化；Worthington（2000）利用 SFA 评估了澳大利亚新南威尔士州 177 个地方自治体的成本效率，分析了影响地方政治实体的支出效率的变化的财务和经济因素；Geys（2006）使用 SFA 计算了在 2000 年德国 Freming 的 304 个地方政府的财政支出效率，研究结果表明当人口密度不断提高时，其将给财政支出的效率带来负面影响，而居民拥有房产比重、财政剩余和转移支付的增加对财政支出效率有正向影响；Geys 等（2008）利用 SFA 以德国市级地方自治政府为对象计算了财政支出的效率，其结果是人口密度和政治集中度的增加对公共支出的效率带来了正面的影响，另一方面，失业率对财政支出效率的影响处于不稳定、不确定的区间内。

（3）其他方法。

可见，在测评方法方面，DEA 解决了难以统一不同比较项目单位的问题，使之能够计算更多的输入和更多的输出的效率值，便于比较不同组织全体的效率。SFA 则擅长考虑随机错误进行统计推论，便于解释复数输入单个输出的单位效率问题率。在实际的研究中，难以评判二者孰优孰劣，不同的方法有不同的优点和缺点，选择合适的测量模型是研究中的重要环节。

1.2.5.2 投入产出指标的选取现状

运用 DEA 模型测度效率的关键在于投入和产出变量的选取，表 1.2 列出了国内部分代表性研究成果选取的投入产出指标。

表 1.2　　国内部分代表性研究成果选取的投入产出指标一览

作者	投入产出指标
Sanjeev Gupta（2001）	产出：预期寿命、婴儿死亡率、儿童免疫接种率
Retzlaff – Roberts（2004）、Sharon Hadad（2013）	产出：预期寿命、婴儿死亡（存活）率
张宁（2006）、王俊（2007）、韩华为和苗艳青（2010）、张仲芳（2013）	投入：政府卫生支出 产出：卫生机构数、卫生技术人员数、床位数
刘海英和张纯洪（2010）、王菁和魏建（2013）	投入：卫生人员数、床位数 产出：入院和门诊人次
陈东和程建英（2011）	投入：病床数、医疗机构数 产出：入院人数、诊疗人次、人均住院天日
王宝顺和刘京焕（2011）、刘自敏和张昕竹（2012）	投入：政府卫生支出 产出：卫生机构数、技术人员数、床位数、入院和门诊人次
屠彦（2012）	投入：政府卫生支出、技术人员数、用房面积 产出：诊疗人次、门诊和住院人次占总人口的比重
金荣学和宋弦（2012）	投入：人均政府卫生支出、技术人员数、床位数 产出：人均 GDP、诊疗人次、新农合医疗人均筹资、门诊医药负担率、传染病发病率
李忠民等（2012）	投入：政府卫生支出、医生人数 产出：医疗社会保障覆盖人数、床位数
杨玲和时秒（2013）	投入：政府卫生支出占财政支出的比重 产出：技术人员数、卫生机构数、门诊人次、病床使用率、人均政府卫生支出、医疗救助人次等
王昕天（2014）	投入：医院资产净增加额、医务人员数、医疗机构数 产出：预期寿命、出生率、死亡率

续表

作者	投入产出指标
肖海翔等（2014）	产出：孕产妇死亡率、婴儿死亡率
刘自敏、张昕竹等（2014）	投入：政府卫生支出 中间投入/产出：卫生机构数、卫生人员数、床位数 产出：入院和门诊人次、急诊病死率、观察室病死率
管彦庆等（2014）	投入：政府卫生支出、医疗机构数、卫生人员数、床位数 产出：诊疗人次、享受生育保险待遇人数、家庭卫生服务人次数、城市和农村医疗救助人次、饮用自来水人口占农村人口比重、传染病存活率、孕产妇存活率
李郁芳，王宇（2015）、安钢（2017）	投入：政府卫生支出 产出：卫生机构数、技术人员数、床位数
刘景章和王晶晶（2015）	投入：政府医疗卫生支出 产出：技术人员数、床位数、病床使用率、诊疗人次、人口死亡率和婴儿死亡率
官永彬（2015）	投入：人均医疗卫生支出 产出：床位数、技术人员数、诊疗和住院人数、3岁以下儿童系统管理率、孕产妇死亡率、传染病发病率、改水受益人口比重、平均预期寿命
邓大松和吴迪（2015）	投入：人均政府卫生支出、床位数、技术人员数、卫生机构数 产出：床位利用率、诊疗人次、人口死亡率
万莎（2015）	投入：人均医疗卫生支出 产出：孕产妇死亡率、平均预期寿命
王伟（2017）	投入：乡镇卫生院的卫生院数、卫生经费、卫生人员数 产出：乡镇卫生院的诊疗人数、入院人数、平均住院日、省域地区死亡率
宁小花和张居营（2018）	投入：基层卫生机构和专业公共卫生机构总数 产出：公共卫生人均支出、公共卫生支出占财政支出的比重
李克建（2018）	投入：医疗卫生支出 产出：卫生机构数、卫生机构床位数、卫生机构人员数、死亡率

可见，在测评指标方面，目前国内测度政府公共医疗卫生服务供给效率的研究所选取的投入和产出指标存在两个不足之处：首先是医疗服务投入和产出指标不统一。当前不同学者选取的政府医疗服务投入和产出指标不尽相同，甚至完全相反，存在较大争议的指标为"医疗机构、卫生人员

和病床"，有学者将其作为投入指标，也有学者将其作为产出指标。指标导致研究结论不一致，不同研究结论之间的可比性因此有所下降。其次，国内外文献缺乏对医疗服务质量指标的研究。但实际上，医疗服务质量是消费者最重要的指标，有两个原因可以解释为什么医疗服务质量不包括在产出评估中。一方面，很难准确客观地量化医疗服务质量；另一方面，要量化服务满意度和患者康复率等指标过于主观，也较难判断；此外，在DEA 模型中难以处理诸如死亡率等负面指标的质量指标。

1.2.5.3　政府卫生支出效率影响因素研究现状

仅仅衡量政府公共医疗服务供给的效率并不具有典型的学术价值和实践意义。关键在于以此为基础探讨影响政府供给效率的主要因素，在实证基础上对相关政策改革提供明晰可行的建议，以提高政府供给效率。

国外学者从公共医疗服务供给的角度研究政府公共医疗服务供给的效率，认为公众在公共医疗服务资源配置具有最主要的地位，可以决定整个资源配置的最终流向，相对地，政府只发挥基本的执行作用，诸如制定公共医疗服务的分配政策。因此，国外学者的研究更多地集中在系统的研究和设计上。他们希望利用现代信息技术打破公众与政府之间的信息壁垒，将公共医疗服务的决策过程尽可能透明化，民主化，以此保证公民的基本医疗保障权利不受侵犯[①]。

国内学者对影响政府公共服务供给效率的因素进行了大量研究，主要从外部政治、经济、社会和政策宏观角度分析了影响政府公共卫生服务供给效率的主要因素。具体因素包括财政分权、户籍制度、医疗改革、城市化用水。考虑了经济发展水平、人口密度、人口老龄化和居民受教育程度等因素，得出的结论既有相同之处，也有矛盾之处。例如，对人口密度因素，续竞秦、杨永恒（2011）实证结果认为人口密度与政府基本公共服务提供效率是负相关，而张蕊等（2012）、李建军和张辰昕（2012）等则认为人口密度的增加有助于地方政府公共品供给效率的提升，但是续竞秦、杨永恒（2011）和张蕊等（2012）则都认为人均 GDP 对政府公共服务效

---

① 孙德梅等．我国地方政府公共服务效率评价及影响因素分析［J］．华东经济管理，2013（8）：142－149.

率产生了负影响。在财政分权因素上，国内学者所得出的结论也不一致，高建刚（2012）认为财政分权和地方政府效率之间并非简单线性关系，而是"U"形；而续竞泰、杨永恒（2011）和骆永民（2008）则认为我国的财政分权确实有效地提高了地方政府的效率（见表 1.3）。

表 1.3　　国内学者对政府医疗服务供给效率影响因素的研究成果

作者	结论
张宁等（2006）	人口密度与健康生产效率之间存在显著的相关关系，公共健康投入比例与健康生产效率之间呈现并不十分显著的负相关关系；城乡居民在支付能力与健康生产效率之间的关系上恰好相反
韩华为和苗艳青（2010）	人口密度对政府卫生支出效率有微弱的负影响，人均 GDP 和文盲率对政府卫生支出效率的影响都为正；财政分权对政府卫生支出效率的影响为负，但适当的财政分权有利于缩小东、中、西部三个地区之间的效率差异
续竞秦和杨永恒（2011）	财政自主权对地方政府基本公共服务供给效率具有显著的正效应，人口密度、人均 GDP 等外生环境因素具有显著的负向影响，而辖区内居民教育程度的影响不明显
李建军和张辰昕（2012）	居民收入增加、转移支付及预算外收入比重提高、经济开放度提升等将降低政府公共品供给效率，而人口密度的增加、教育水平的提高则有助于地方政府公共品供给效率的提升
高建刚（2012）	财政分权和地方政府效率之间并非简单线性关系，而是"U"形。人口密度和人均 GDP 对地方政府效率具有显著的正向关系
张蕊等（2012）	人口密度优于对公共服务供给的规模效益提高了公共服务供给效率，人均 GDP 的提高对政府公共服务效率产生了负面影响
唐齐鸣和王彪（2012）	财政自主性、人均 GDP、人均预算内财政收入对地方政府的财政支出效率有显著的负面影响，人口密度对地方政府的财政支出效率有显著的正面影响
张仲芳（2013）	财政分权不利于提高地方政府卫生支出效率；医疗卫生体制改革显著促进了地方卫生支出效率的提高；经济发展水平和居民受教育水平与地方政府卫生支出效率正相关；人口密度对政府卫生支出效率有微弱的负影响
张权和王德祥（2013）	辖区面积、城市富裕程度等是效率提高的不利因素，而辖区人口、财政分权、城市领导能力等是效率提高的有利因素；区位条件对效率的影响不显著

续表

作者	结论
肖海翔等（2014）	人均 GDP、城市化比率以及人口密度对政府卫生支出健康生产效率有正向影响；财政分权与健康生产效率存在显著负相关关系，财政分权制度不利于政府卫生支出健康效率的提高
程琳和廖宇岑（2015）	人口密度对政府卫生支出有微弱的正影响；人均 GDP 的提高可以有效促进政府卫生支出的效率水平；除西部地区外，其他地区教育水平对政府卫生支出效率均表现出显著为正的影响；人口老龄化只在中部地区对政府卫生支出有显著的正影响。财政分权在 1% 的显著性水平上与政府卫生支出效率存在负向关系
储德银等（2015）	财政分权与医疗卫生服务供给之间的倒"U"形关系，财政分权水平的高低决定了其对政府医疗服务供给效率的正向关系和负向关系
李郁芳和王宇（2015）	财政分权在各地区显著为正；户籍制度、医疗卫生政策和教育水平在全国和东部有显著效应，在中部和西部地区效应不显著；经济发展在全国和西部地区有显著的正效应，而东部和中部地区为正效应但不显著；城镇化水平除了西部地区以外，在其他地区都是显著为正；人口密度在各地区不显著
王伟（2017）	随机效应模型静态分析：人均 GDP、农村医疗卫生投入、卫生技术人员占比、总抚养比以及新农合受偿人次与农村医疗服务供给效率呈现显著正相关；居民受教育程度和城镇化比率与农村医疗服务供给效率呈显著负相关 系统 GMM 动态面板：当期和滞后一期卫生投入都对供给效率有正向推动作用，且作用显著；卫生技术人员占比、新农合受益人次在当期和滞后一期都有一定程度上的正向影响；城镇化率没有时滞性人均 GDP 对当期供给效率影响为正，滞后一期影响为负；教育水平在当期和滞后一期影响均为负；受教育程度对农村医疗机构的选择具有定向趋势
张燕（2017）	财政支出分权、财政收入分权都不利于提高地方政府医疗卫生支出效率，转移支付具有显著的正向效应，对外开放水平不利于卫生支出效率的提高，而地方经济水平、地方财政收入和地区人口人口密度的提高均有利于促进医疗卫生支出效率
李克建（2018）	卫生支出资金管理、结构分配不合理导致卫生支出效率偏低；人均 GDP、医疗卫生支出占比、受教育水平、城镇化率对卫生支出效率具有重要影响，而人均收入水平和效率没有明显相关关系

可见，关于供给效率的影响因素，国内学术界主要聚焦于研究关于影响公共医疗及保健服务供给效率的因素，主要分析了从外部政治、经济、

社会影响政府医疗费用效率的主要原因，并且对宏观的政策观点加以总结拓展，具体因素大致包括财政分权、户籍制度、医疗卫生改革、城镇化水平、经济发展水平、人口密度、人口老龄化以及居民受教育水平等，所得出的结论既有相似之处，也有相悖之处。例如，对人口密度因素，续竞秦、杨永恒（2011）、韩华为和苗艳青（2010）和张仲芳（2013）等实证结果认为人口密度与政府卫生支出效率呈负相关；张蕊等（2012）、李建军和张辰昕（2012）、高建刚（2012）、肖海翔等（2014）、张燕（2017）等认为人口密度的增加有助于地方政府公共品供给效率的提升；而李郁芳、王宇（2015）则认为人口密度对政府卫生支出效率在各地区不显著。

1.2.6　研究述评

纵观已有研究，国内外学者对政府基本公共医疗卫生服务供给的相关研究取得了丰硕成果。国内学者的研究也为我国地方政府基本公共医疗卫生服务供给的改善提供了有力的参考。但是，由于基本公共医疗卫生服务的特点，使得地方政府供给的相关统计计量存在困难，尚未形成一个全面覆盖、高度统一的评价体系、测评方法、测评指标和研究结论。

关于供给主体的研究：国内对于公共医疗卫生服务的供给应由政府主导筹资已经成为共识，但在我国财政分权体制下，关于以下问题的研究，国内鲜有相关文献：中央政府、省级地方政府和省以下地方政府之间的事权如何划分？公共医疗卫生服务问题上政府和个人谁来供给才能达到帕累托最优？

关于供给结构的研究：国内外众多学者从地区、城乡、医疗服务机构、医疗卫生项目等方面分析了医疗卫生的政府投入结构，但对政府卫生投入的使用结构、分配结构和不同级次政府的负担结构进行系统分析的文献鲜见。

关于供给的公平性研究：国内学者从 20 世纪 90 年代前后开始对卫生服务和健康公平性进行研究，不同学者分别从不同的角度运用不同方法对我国医疗卫生支出和医疗资源配置的公平性展开了大量研究，并认为公平的医疗卫生服务极为重要，但已有研究往往都使用单一变量进行分析，仅从地区差别或城乡差别单个维度对资源配置展开分析，那么我国政府卫生支出的全国和区域公平性如何？医疗卫生资源在区域和城乡的配置均等化如何？

关于供给效应的研究：（1）根据现有的政府卫生支出和个人卫生支出研究文献，政府卫生支出的研究大多集中在支出的效率和支出均衡上，而个人卫生支出的负担与政府的医疗支出的相关性却少有提及。（2）从政府卫生支出和经济增长影响的文献来看，大多数学者关注医疗支出对经济增长的影响，但没有形成一致的结论，基本上没有探讨政府卫生支出的各个方面结构效应和系统中的单个构成部分对经济增长的影响。（3）对文献进行梳理发现，虽然关于医疗卫生支出对经济发展的研究有很多，但是基本没有针对政府卫生支出对经济发展的非线性关系展开探讨。（4）从国内现有研究来看，学者从财政总支出和结构、税负和财政支出等角度对居民消费变动展开分析，也有文献从民生角度进行展开，但大部分都给出一个简单的初步结论，且很少有学者将政府卫生支出与居民消费关系展开详细研究，我国是一个政府主导型国家，其各项财政支出、税收、民生政策必然会对消费产生影响，基于此，本书通过理论推导和计量模型考察政府卫生支出、个人所得税、消费税对居民消费的影响，对该问题进行研究不仅填补了此方面研究的空白，又可以为财政政策的制定与安排提供一定的理论借鉴。

关于供给效率的研究：政府公共医疗卫生服务供给效率包括技术效率和配置效率两大类以及中间效率和最终效率两个阶段。现有文献存在以下四方面局限：首先，多数文献只简单从投入和产出角度分析供给效率，很少考虑供给规模、结构等对效率的影响；其次，由于准确评估政府卫生投入和产出比较困难，多数文献只研究技术效率而非配置效率；再次，多数文献没有按不同时间阶段来测度政府卫生供给效率；最后，传统的 DEA 将卫生系统视为一个"黑箱"，只适用于初始投入和最终产出评估决策单元的有效性，由于并未考虑中间生产过程，在运用传统 DEA 测算政府卫生供给效率的多数文献中，得不到生产过程的中间阶段效率及各阶段对生产过程的整体效率的影响情况。因此，尽管围绕政府公共医疗卫生服务供给效率，国内外众多学者开展了大量研究，但公共医疗卫生服务的特性使得对政府供给效率的测度难点重重，因而至今仍未形成全面、一致、普遍的测评体系、测评方法、测评指标和研究结论。

综上所述，围绕政府公共医疗卫生服务供给问题，国内外众多学者开展了大量研究，积累了不少有价值的研究成果，这在很大程度上推动了政府公共医疗卫生服务供给结构的优化和供给效率的提高。尽管如此，该领域的研究仍有巨大潜力和政策需求，这是由中国医药卫生体制改革的长期性和艰巨性决定的。因此，本书应用规范的政府供给效率的评价理论和实证方法，围绕政府卫生投入的目标，对政府公共医疗卫生服务的供给规模、结构、效应、公平和效率等进行系统、深入的研究，以期为我国医疗卫生事业可持续健康发展提供一定的理论支撑。

1.3 研究内容

1.3.1 研究对象

政府卫生支出的根本目标是在有限的卫生资源条件下，实现公共医疗卫生服务的最优供给，以获得最大限度的健康产出。从这一角度，我们可以将政府卫生支出的目标划分为中间目标和最终目标（见图 1.1）。因此，政府卫生支出效率的分析实质上就是评估这两个目标的达成情况。

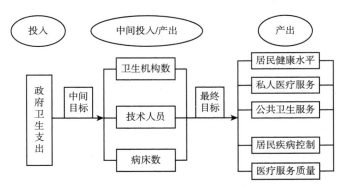

图 1.1 政府卫生投入、产出和中间变量指标汇总

可以看出，政府的卫生投资是一个基于供求链的网络评价体系，而决策单位的效率则由"卫生机构、卫生人员和床位数量"的多重作用共同决定。鉴于此，本书以中国 31 个省区市（不包括港澳台）为研究对象，采用《世界卫生统计年鉴》《中国统计年鉴》《中国财政年鉴》《中国卫生统计年鉴》和《中国税务年鉴》等数据，分析中国各地区政府公共医疗卫生服务的供给规模、供给结构、供给效应和供给效率，以期为完善政府财政支出结构、深化医药卫生体制改革提供决策参考。

1.3.2 主要内容

本书采用《中国卫生统计年鉴》《中国统计年鉴》《中国财政年鉴》《中国税务年鉴》等相关指标数据，运用医疗服务供给测度的主流方法，对中国各地区政府公共医疗服务供给开展定量化评估，以期为完善政府财政支出结构、深化医药体制改革提供决策参考。

政府公共医疗服务供给的相关测度有多个方面，依据申请人及项目团队的知识结构和专业背景，以及项目实施时限，项目将围绕政府卫生支出的目标，重点研究政府基本公共医疗服务供给的规模、结构、水平、公平性、效应和效率，拟定以下主要研究内容。

1.3.2.1 政府公共医疗服务供给规模研究

（1）政府卫生投入的规模的个人卫生支出效应分析。

对卫生总费用而言，无论在其筹资结果上是更多依赖于公共筹资，还是更多依赖于私人筹资，它终归是 GDP 的一部分，最终由全体居民承担。但作为卫生服务市场的一个重要制约力量，政府卫生支出规模与私人卫生支出规模是否就是简单的相互替代？即政府减少多少卫生投入，居民是否只是等额的增加卫生支出？鉴于此，本书假设政府卫生支出比例的降低可能将导致私人卫生支出的更大增长，从而导致卫生总费用的更快增长。如果假设成立，则减少政府卫生支出，那么，要获得同样的健康水平，势必会产生更多的卫生总费用，从而导致卫生资源配置的宏观效率降低[1]。而更多的卫生总费用则是导致居民"看病难、看病贵"的重要原因。

当然，本书提出的"政府卫生支出比例的降低可能将导致私人卫生支

---

[1] 当然，政府减少卫生支出导致私人卫生支出更大增长的同时，也有可能通过降低医疗服务的价格来抑制卫生总费用的上涨。

出的更大增长，从而导致卫生总费用的更快增长"的假设，将通过实证分析来检验政府卫生支出对卫生总费用增长的直接推动作用与间接影响效应。通过验证进一步佐证"医疗卫生服务（特别是公共医疗服务）应突出政府的主导性作用，由政府主导筹资，实现全民医保"的观点。

（2）政府卫生投入的规模与经济发展的协调效应分析。

纵观已有研究可知，当政府的医疗费用比例越少时，居民个人的医疗费用比例就越大。这样，不仅个人的医疗负担加重，医疗服务供给的公平性也将趋于恶化，同时个人的医疗服务需求与收入之间的关联也将加大。此外，医疗服务市场上集体购买力量的缺失也必然影响医疗服务市场的效率。从这个角度看，政府卫生支出的规模不能太低。政府的医疗卫生支出也是政府公共支出的一部分，这是基于正常的税收所获取的政府的预算基础。政府的医疗费水平过高，必然导致其他公共资金枯竭，制约整个公共支出效率的提高。因此，政府的医疗支出规模必须根据地方政府的经济发展水平进行适应性调整，只有这样才能持续保证财政的健康持续投入。鉴于此，本书通过 lasso 回归分析中国政府卫生支出与经济发展的协调效应。

（3）政府卫生投入的居民消费效应分析。

2018 年《政府工作报告》中指出，五年来经济结构出现重大变革，消费贡献率由 54.9% 提高到 58.8%，经济增长的实现从主要依靠投资和出口转型为由消费、投资和出口多方协同发力。由主要以第二产业带动，转向依靠三大产业共同带动。报告提出，今年发展的主要预期目标是：国内生产总值增长 6.5%。约占总消费价格的 3%。加强消费在经济发展中的基础作用，促进消费升级，发展消费新业态。从国内现有研究来看，学者从政府财政支出规模、结构和税负等角度对居民消费变动展开分析，也有文献从民生角度入手展开研究，但大部分研究仅得到了初步结论，我国是一个政府主导型国家，其各项财政支出、税收、民生政策必然会对消费产生影响，政府通过对医疗卫生领域进行投入，可以提供完善的医疗卫生服务，提高居民的健康水平和收入能力，有利于降低居民的储蓄意愿，减少预防性储蓄，推动居民消费水平的提高，而税收的降低有利于增加居民的可支配收入，提高居民消费能力。基于此，本书在 Barro（1990）基础上，借鉴 Devarajan，Swaroop 和 Zou（1996）的思想，建立生产函数、家庭效用、政府三方均衡求解函数，对政府卫生投入的居民消费效应进行分析。

1.3.2.2 政府公共卫生支出结构研究

公共卫生支出结构的合理与否直接关系到卫生资源是否有能力高效的在各方面调控，同时也是评价卫生事业是否和谐发展的重要指标。财政对卫生事业中的不同级次政府、不同地区、不同项目、不同机构投入资金的多少，直接关系着不同级次政府、不同地区、不同项目、不同机构的发展和提供医疗服务的能力水平[①]。

对政府公共卫生支出结构的分析可以一般以支出的总体分布为突破口，将总体分布和地区结构负担综合考量。公共卫生支出使用结构是指政府公共卫生支出总额中公共卫生服务经费和公共医疗经费的组合；政府公共卫生支出的分配结构指的是政府公共卫生支出总额在地区之间及城乡之间的配置比例；政府公共卫生支出的负担结构主要是指卫生支出在不同级次政府之间划分的比例关系。分析政府公共卫生支出结构有着较为重要的意义，一方面可以了解政府公共卫生支出的基本内容和各类支出的相对重要性，另一方面也可以了解特定时期内政府公共卫生支出结构的变化及影响政府公共卫生支出结构的主要因素。如果公共卫生支出结构比例适中，将有效地促进整个公共卫生事业的发展；反之，则可能导致公共卫生服务系统公平性的缺失和效率的降低。鉴于此，本书对中国政府公共卫生支出的使用结构、分配结构和不同级次政府的负担结构、政府卫生支出对个人卫生支出负担进行分析，以探寻财政分权体制、地区经济发展水平及财力差异、转移支付制度等因素对支出结构的影响。

1.3.2.3 政府公共卫生服务供给水平研究

政府处理中央和地方财政的标准方式一般为财政分权，它也是现代执政者在运行管理政府时所必须运用的一种有效手段。地方公共服务产品特别是民生公共卫生服务的供给水平问题，作为财政分权制度产生的一个新问题，一直是学术界关注的焦点。余显财和朱美聪（2015）认为：理论上来说，典型的财政分权化有利于地方公共卫生服务的改进，它可以根据地域居民所享受的公共卫生服务的供给结构对地区的卫生供给水平进行适时

---

① 许慧. 政府卫生支出问题研究 [M]. 北京：中国财政经济出版社，2010.

适度的调整，然而这是以地方居民需要对公共卫生服务供给结构与数量的充分表达机制以及能够"用脚投票"为前提的。经济财政的地方分权化遭遇不同的国家治理模式的时候，结论有可能不同。鉴于此，本书以公共卫生服务供给水平为对象，基于差异系数、泰尔指数、基尼系数和空间自相关模型，分析中国各地区公共卫生服务供给水平的总体差异与空间格局，以此来检验我国的财政分权在公共卫生服务供给中的反应结果，为完善地方政府的支出结构提供参考。

1.3.2.4　政府公共卫生服务供给公平性研究

促进公平与提高效率是各国医药卫生体制改革（或简称"医改"）的两大核心。健康公平是"医改"的本质要求，这是由医疗卫生事业的公益性决定的。因此在各国"医改"中，几乎都把促进健康公平放到更加突出的位置，优先发展和保证基本医疗卫生服务，努力做到公平公正，让人人分享"医改"成果。我国 2009 年推行的"新医改"就是旨在提高医疗卫生服务的公平性，实现"人人享有基本医疗卫生服务"的目标。鉴于此，本书运用基尼系数测算全国公共卫生支出的公平程度，然后运用双变量泰尔指数测算各地区之间以及城乡之间公共卫生支出的公平性，以探寻各地区、城乡之间公共卫生支出不公平的影响因素。

1.3.2.5　政府公共卫生服务供给效率研究

政府卫生支出的根本目标是在有限的卫生资源条件下，实现基本医疗服务的最优供给，以获得最大限度的健康产出，而这一目标的实现必须依赖对卫生服务市场的有效调节。从这一角度，我们可以将政府卫生支出的目标划分为中间目标和最终目标（见图 1.2），中间目标是为最终目标服务的，也只有实现了中间目标，最终目标才能实现。政府卫生支出效率分析实质上就是评估这一系列目标的达成情况。

但从表 1.2 不难看出，目前国内运用测度政府医疗卫生供给效率的研究所选取的投入和产出指标存在两个不足之处：

第一，医疗服务投入和产出指标不统一。目前，不同学者选择的政府医疗服务投入产出指标并不相同，某些研究中甚至相反。不同的投入产出指标必然导致研究结论不一致，同时也使不同研究结论之间的可比性有所

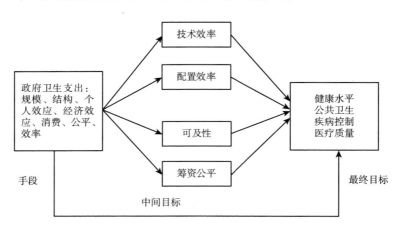

图 1.2　政府卫生支出的目标

下降。就表 1.2 中的卫生机构、卫生工作者和病床指标而言，实际上，根据图 1.2 中的政府卫生支出目标，它们既是政府卫生支出中间支出的产出，也是政府卫生支出的最终目标，即：卫生支出的目的在于提供优质的医疗卫生服务，而这种政府卫生投资的直接产出是增加卫生机构、卫生工作者和医院床位、现代化卫生机构、高素质卫生人员培训和高效床位，也是为了政府卫生投入的最终目标服务的[①]（见图 1.3）。第二，国内外文献缺乏对医疗服务质量指标的考察。

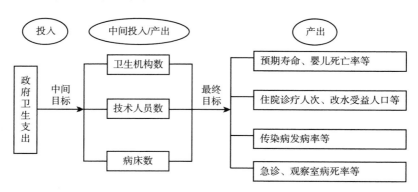

图 1.3　政府卫生投入、产出和中间变量指标汇总

①　刘自敏，张昕竹，杨丹. 省级政府卫生投入动态效率及其收敛性研究［J］. 经济管理研究，2014（3）：26－35.

可以看出，政府的卫生投资是一个链式 DEA 评价体系，卫生机构、卫生人员和床位指标的双重作用决定了决策单元的效率。传统的 DEA 将整个系统视为一个"黑箱"，只适用于初始输入和最终输出评估决策单元的有效性。由于不考虑中间生产过程，传统的 DEA 在生产过程中没有得到中间阶段的效率以及各个阶段对生产过程整体效率的影响。因此，本书运用以产出为导向的 DEA 模型分别测算我国各地区政府公共卫生服务供给的中间效率和最终效率，并考察全国及东中西部地区的效率是否存在收敛性。

1.3.2.6　创新设计医疗卫生政府投入机制

在分析我国医疗卫生政府投入政策的基础上，科学界定公共医疗卫生服务的政府供给规模和供给结构，借鉴 OECD 国家医疗卫生政府投入模式，以效率为导向创新设计我国公共医疗卫生的政府投入机制。

1.3.3　研究中要突破的难题

（1）政府为什么应该作为公共医疗卫生的供给主体？各级政府对公共医疗卫生支出如何进行博弈的？政府和个人如何进行供给才能达到帕累托最优？这是本书的难题之一。

（2）政府公共医疗卫生的规模和结构是否存在多种效应，应构建何种效应模型对其研究？其效应显著程度如何？这是本书的难题之二。

（3）公共医疗卫生服务具有开放性和互动性特征，使得政府供给效率的归因工作更为复杂。因此，如何在效率测评的过程中分辨、控制好相关影响因素，是本书的难题之三。

（4）政府医疗卫生支出的效率如何？其是否收敛？政府卫生支出效率是否存在空间溢出效应？该问题的解决是本书的难题之四。

1.3.4　主要目标

理论目标：以财政分权为视角，研究我国地方政府公共医疗卫生服务的供给问题，为经济新常态下进一步研究政府公共服务供给提供新的理论依据。

实践目标：探讨地方政府公共医疗卫生服务供给规模、结构和供给水平间的差异，并在此基础上全面测度其供给的公平性、供给效应与供给效率，为政府卫生投入机制的创新和医药卫生体制改革的稳步推进提供实践依据。

1.4　思路方法

1.4.1　研究思路

本书基于我国国情和财政管理体制的改革与发展过程，结合新医改政策下政府卫生支出的新模式、新问题和新区域，从政府基本公共医疗服务供给的责任、规模、水平、结构、效应、效率和原因等方面对国内有代表性的研究文献进行全面梳理及评价，运用财政分权、委托代理、公共选择等理论，以及计量经济学模型，以政府基本公共医疗服务供给为主线，基于"政府基本公共医疗服务供给的职责""供给的规模、结构和效率""政府基本公共医疗服务的供给效应""如何提高政府医疗服务供给效率"等问题，本着"划分供给职责—明确投入目标—确定最优规模—分析投入结构—明确投入效应—综合评价效率—创新投入机制"的逻辑顺序，对基本公共医疗服务的政府供给责任、供给规模、结构、效应、效率进行理论和实证分析，并以效率为导向对医疗卫生政府投入机制进行创新设计，研究思路如图1.4所示。

1.4.2　研究方法

本书运用财政学、公共经济学、卫生经济学和卫生统计学等多学科理论和方法，采用规范研究和实证分析相结合、定量研究和定性分析相结合的研究方法。

（1）文献研究。

通过计算机网络和项目组各种学术联系渠道，广泛收集与本书相关的

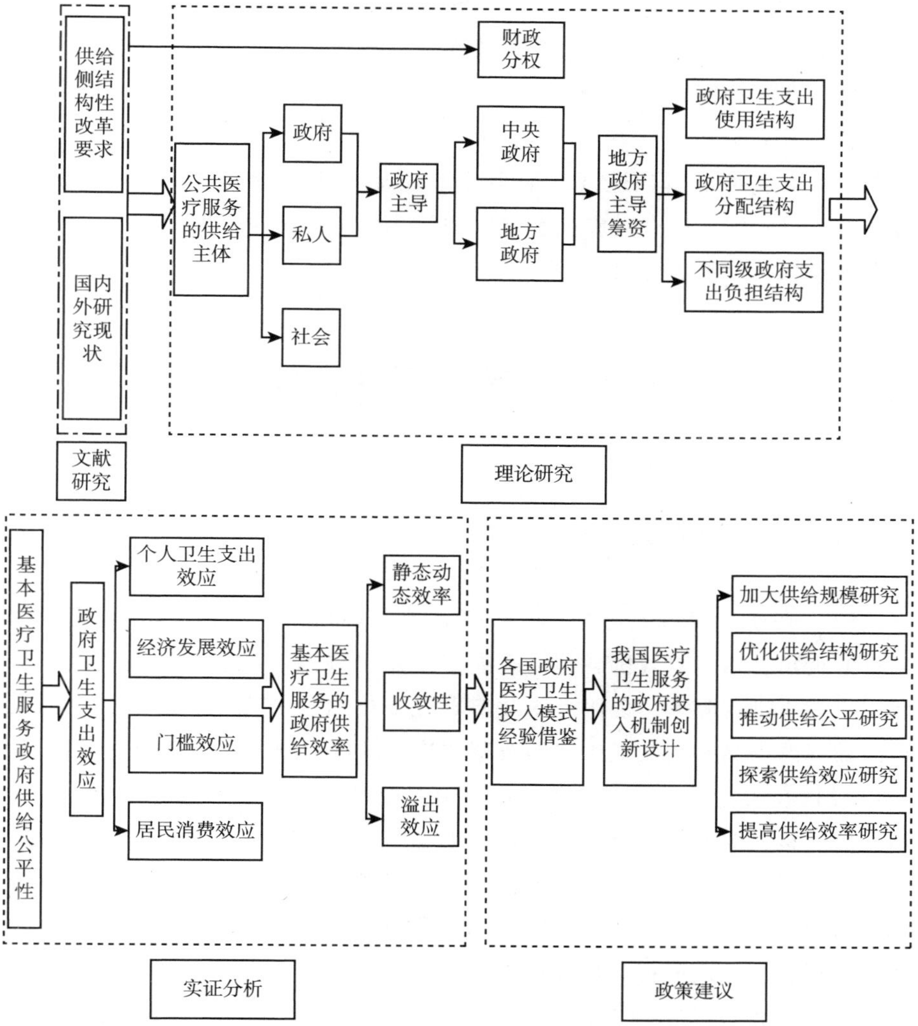

图 1.4　项目研究思路

各种文献和资料，对相关理论进行梳理，了解项目相关问题的国内外研究现状，形成本书的具体研究思路、理论模型和研究假设，为本书的研究奠定理论基础。

（2）统计分析。

运用博弈分析、时间序列分析、因子分析、回归分析以及统计假设检验等统计分析方法，通过 EViews、SPSS、Stata 统计软件对政府公共医疗卫生服务的供给规模、结构、效应和效率进行分析，并对分析结果进行一致性、平稳性统计检验。

（3）比较分析。

本书不仅对全国各地区政府卫生支出规模、结构和效率进行横向比较，而且对中国各地区政府卫生支出的效率进行纵向动态比较，根据比较结果提出相关政策与建议。

1.5　创新与不足之处

1.5.1　创新之处

（1）在研究视角上：本书在"供给侧结构性改革"背景下，基于财政分权的视角，重点对我国各地区政府卫生支出静态效率、动态效率以及空间溢出效应进行测度，以服务于政府财政支出结构的优化、政府卫生投入产出效率的提高和医药卫生体制改革的稳步推进，项目的研究视角新颖。

（2）在研究内容上：本书分别运用双变量泰尔指数、基尼系数、lasso回归、面板门槛模型、空间计量模型、工具变量模型、以产出为导向的DEA 等方法对政府基本公共医疗服务的供给进行统计分析。尤其是：①采用 lasso 回归方法就政府医疗卫生支出的规模与结构对个人卫生支出的影响进行分析；②采用面板门槛模型方法就政府医疗卫生供给的经济协调效应进行研究；③通过设定公共医疗卫生服务的效应函数，在 Barro 理论基础上进行扩展构建政府卫生支出、个人所得税、消费税的效应函数，并利用均衡效应模型来测度政府基本公共医疗服务供给的居民消费效应，项目的研究内容丰富。

（3）在研究体系上：本书从政府卫生支出的目标出发，对政府公共医疗卫生服务的供给规模、供给结构、供给效应和供给效率进行统计测度，最后创新设计我国基本公共医疗卫生的政府投入机制，全程遵循理论联系实际的逻辑，项目的研究体系完整。

1.5.2　存在的不足

（1）在指标数据的选取方面，由于政府基本公共医疗服务供给的规模与结构、供给公平性、政府卫生支出效应、政府卫生支出效率等研究中需要充分考量被解释变量、解释变量、控制变量等多个指标的代表性，但因为受到实证研究数据获取的局限性，本书使用的指标选取可能存在遗漏缺失，一定程度上可能对研究结果产生影响。因此，随着研究的深入和数据库中指标数据的不断更新完善，可以使各部分研究结果更准确。

（2）在计量模型分析上对内生性问题考虑不够，研究中进行了多种效应的实证分析，但只在政府卫生支出的居民消费效应中考虑了内生问题；在进行效率研究时运用的方法较为单一，只考虑了 DEA 方法，没有采用多种效率测度方法进行比较，只是在宏观上建立了一个相对科学合理的指标体系进行测度。

另外，基于学术视野和研究经验的局限，在撰写研究报告中可能存在诸多不足，如理论分析仍需推敲完善，观点措辞不够严谨明确，论点论据不尽完备。作者将继续保持不断探索、科学严谨的研究态度，持续关注相关研究发展，以期后续对本书进行丰富与完善。

第2章 相关概念界定及理论基础

2.1 医疗卫生服务的政府供给责任

2.1.1 医疗卫生服务的分类

当代西方公共物品理论根据竞争性和排他性这两个属性，将商品和服务划分为纯公共物品、准公共物品和私人物品。该项目的性质决定该项目是由政府提供、由市场提供还是由社会提供，并决定该项物品是否可以由市场生产。产品的基本特征决定了在此方面政府角色定位。

（1）纯公共物品性质的医疗卫生服务。

纯公共物品是完全具备非排他性和非竞争性的公共物品，非排他性和非竞争性体现了公共物品本身质的规定性。纯公共物品在消费上是不可分的，也不存在"拥挤效应"。纯公共物品暗含着对公共物品不可自由处置，即所有消费者必须消费该公共物品，不能弃权和自由选择。

纯公共产品的医疗卫生服务主要是基本公共卫生服务，公共卫生服务的基本作用在于保障全社会和每个居民的整体健康，政府通过对疾病预防和管理机关、城市社区卫生服务中心、乡镇卫生院和其他城市和农村的基本医疗和保健机构改革以建立一套完整全覆盖的医疗保障体系，其基本效能反映在预防和管理疾病上。基本公共卫生服务主要包括疾病预防和管理、计划免疫接种、健康教育、卫生监督、妇幼保健、精神保健、卫生应急、急救、采血服务、食品安全监督、职业病预防和饮用水安全。基本的公共卫生服务平等化有三种含义：第一，城乡居民享有平等的权利，不论年龄、性别、职业、地理、收入；第二，服务内容将随着国力和财政状况的改善而持续扩大；第三，基于预防的核心概念和医疗服务原则。

（2）准公共物品性质的医疗卫生服务。

社会产品中具有非竞争性或非排他性特征的那一部分被称为准公共物品。在现实生活中，不同的公共物品有可能表现出不同程度的非垄断性和非竞争性。为了准确地定义公共物品，人们习惯将存在于纯公共物品和私人物品之间的物品称为准公共物品。准公共物品的特征在于"拥挤"，也就是说，如果消费者的数量增加到一定的门槛，边际成本将处于正向状态。准公共财产也具有外部性，对此类物品的消费带来来自外部的影响，其他的消费者不能拒绝或排除那样的影响，就此它产生了宣传效应。准公共财产医疗服务主要指基本医疗服务和各种疾病相关防治的服务。

学术界目前对基本医疗服务的概念存在较大的争议，如杜乐勋（1997）从医学本身的角度下定义，认为基本医疗服务是指医疗服务提供者根据接受服务居民的健康状况，遵循医学与公共卫生学原理、原则，按照常规要求，必须提供的医疗服务。[①] 曹伟燕（2008）从经济学的角度下定义，认为基本医疗服务是指针对人员中首要的急性传染性疾病和慢性传染性疾病，卫生干预的效果和效益证据充分、成本效果良好的公共卫生和基本临床服务，服务的提供充分体现政府的"公共职能"，并本着适度投入、公平有限、讲求效率的原则。[②] 曼昆（2003）从政府责任的角度下定义，认为基本医疗服务应该是免费的，由政府提供。即国家通过举办公立医疗卫生机构或购买非公立医疗卫生机构的服务，向每个公民提供免费的基本医疗服务。[③] 世界银行（1993）认定的基本医疗服务所必须具有的特征至少应包括五个方面：妊娠治疗服务；计划生育服务；结核病控制；传染病控制；婴幼儿常见严重疾病的治疗，如腹泻、急性呼吸道感染、麻疹、疟疾和急性营养不良等。此外，基本医疗保健通常包括普遍性的临床治疗、小手术以及咨询和止痛等不能用现有医疗技术完全解决的服务。我们更倾向于以政府责任为基础，综合考虑医疗法律和经济成本效益原则，

---

① 杜乐勋．基本卫生服务项目及其需求［J］．中国卫生经济，1997，16（11）：13.

② 曹伟燕．国内基本卫生服务包研究进展［J］．卫生经济研究，2008（4）：10.

③ 曼昆．经济学原理（第3版）［M］．北京：机械工业出版社，2003.

将之分为基本医疗服务、基本药物、基本设施和基本支付费用四个模块。以基本医疗服务为基础，根据标准化医疗程序，运用适当的医疗技术和基本的医疗药品就一般情况下面对的急慢性疾病进行诊断、治疗和康复等医疗服务。

基本医疗服务是指医疗制度中对劳动者或者社会成员最基本的健康保障福利待遇。其目的是保护劳动人口或社会成员的在扮演其社会角色时享有基本的生命健康保障权利，当其面对疾病和身体伤害时可以从医疗卫生服务的供给机构获取必要的维持自身生命健康水平的药物、诊疗以及治愈。具体来说，它表现为在社会个体面对伤病时所需要的一系列医疗服务：这包括患者的健康体检、诊断、治疗、康复训练、护理等相关服务（提供药品和医疗服务、材料和器具、救护车、病房住宿设施等）。基本医疗服务在医疗服务整体中占据最大比例，对保护国民的身体健康权利起到了很大的作用。由于危重病情、常见小病种总体上需要相对较少的医疗资源和资金，而且一些小病种获得及时的治疗能预防和降低严重疾病的发病概率，并能改善资源利用的效率。因此，这种医疗服务具有较高的社会效益和较低的经济效益的特点，其供给水平决定了人们的健康质量。当然，正是因为这类医疗和健康服务是准公共物品，容易导致市场失灵，因此国家介入和积极的政府行为也是必要的。从各个国家的实践来看，一般都是政府的"骨头"。超额部分由个人和家庭负担。但是，由于这类医疗服务准公共物品混合性的特性也决定了这些医疗服务具有明显的正外部性。私营部门为了他们的利益前景和竞争力，完全能够通过经营这部分医疗服务获得成本补偿和实现部分利润。因此，医疗和健康产品的供给，在政府主导下导入市场机制，能够充分利用私营部门的效率优势，动员社会力量，实现经济利益的扩大。一方面，政府应充分发挥包括妇幼保健体系和疾病管理预防体系在内的公共医疗机构的作用，为公众提供基本医疗服务的健康保护，改善公民获得医疗卫生服务的水平。另一方面，为了确保公共性，必须引入私营部门的竞争，通过有效的政府监督，分配足够和有效的资源给予个人及家庭以方便其获得某些基本医疗服务。

（3）私人物品性质的医疗卫生服务。

私人物品是完全排他和具备完全竞争力的物品，这种竞争排他性表明了私人物品的本质属性。所谓排他性，意味着消费者取得了消费特定的私有物的权利之后，其他消费者的使用权从私有物的消费中被排除。也就是说，支付个人财产的消费者拥有自己取得的个人财产的垄断消费权。竞争性代表着消费者针对私人物品消费的同时会影响其他消费者的消费。私人物品的消费量增加必将直接导致私人物品的生产成本同步增加。当私人财产的所有权明晰，利益边界可以被明确的划分时，这样的财产消费往往将不会有"外部效应"。

私人物品性质的医疗卫生服务一般包括高水平的专业医疗保健、个人需求较高而需求的高附加值的医疗产品或服务，如特殊需要病房、康复服务、保健服务等。

由上述可知，本书提出的基本卫生服务由两个主要部分构成：公共卫生服务和基本医疗服务，以上两部分分别对应于经济学中的纯公共物品和准公共物品。

2.1.2 不同类医疗卫生服务的供给责任归属

对具有纯公共品性质的基本公共卫生服务，由于具备公共产品的基本特征：效用的不可分割性、受益的非排他性和消费的非竞争性，是典型的公共产品，因而市场无法有效供给，只能由政府免费供给，往往通过由政府直接投资举办公立医疗机构的方式实现。

（1）基本公共卫生服务的公共产品属性决定了政府主导的必要性。

就前文综合来看，基本公共卫生服务通常是在供应上不具竞争力且具有显著正外部性的公共产品，不能指望在无外界压力的情况下私人或企业对其进行无偿提供。单纯依靠市场难以达到帕累托最优状态。因此，政府必然成为基本公共卫生服务的主导者。

（2）基本公共卫生服务的主要内容决定了政府主导的必要性。

基本公共卫生服务以居民健康需求为导向，以保障居民健康为基础。主要内容包括：疾病与健康检测、重大传染病防治、公共卫生应急处理、健康教育、免疫接种、妇幼保健、计划生育等，这些服务具有明显的公共产品属性，其服务内容包括社会福利远大于服务提供者的福利。因此，政府必须主导基本公共卫生服务的供应。

（3）基本公共卫生服务的主要功能决定了政府主导的必要性。

卫生防护、疾病预防和健康促进是基本公共卫生服务的主要职能，都聚焦于世界卫生组织的"全民健康"战略目标。人力资本是经济社会快速发展的重要保障。在老龄化背景下，健康的人力资本对中国经济的可持续发展和社会的和谐稳定尤为重要。因此，政府应积极引导基本公共卫生供给，全面提高居民健康水平，促进经济可持续发展和社会和谐稳定。①

对于具有准公共物品性质的基本医疗卫生服务，由于信息不对称、道德风险、逆向选择等问题容易引致医疗卫生服务市场的失灵，加之对于不同群体健康公平的保障，主要通过政府举办的公立医疗机构与市场组织投资的营利性医疗机构联合供给且以公立医疗机构供给为主的方式实现。政府对提供基本医疗服务的公立医疗机构给予全额预算保障，通过改革医疗保险支付方式、完善医疗卫生服务机构补助机制等措施提高公立医疗机构的供给能力；在确定基本及医疗服务药品和诊疗项目目录的基础上，由政府向营利性医疗服务机构统一采购并以尽可能低的统一价格提供给疾病患者，对于特殊困难群体的医疗卫生服务自付价格部分给予适当减免；政府通过医疗保险支付补偿、供方补贴、税收优惠等形式鼓励营利性医疗服务机构加大基本医疗卫生服务的供给。

对于私人物品性质的非基本医疗服务部分，具有明显的排他性和竞争性，此类医疗卫生服务主要由市场组织投资的营利性医疗机构供给。

现阶段基本公共医疗卫生服务的供给主要依靠各级政府的投入（含债务），并逐步引入市场机制，大体有三种模式：

一是各级政府投入及政府之间共建。对于地区间的财力不平衡，上级财政通过一般转移支付和专项转移支付给予财政补助，提升下级政府的基本公共医疗卫生服务的供给能力，形成了政府与政府之间的基本公共医疗卫生服务共建，均衡了地区间基本公共医疗卫生服务的供给水平。

二是政府与社会之间的共建。对于纯公共性或公益性的医疗卫生服务项目，各级财政每年在预算中足额安排，对于能够市场化、社会化的部分

基本公共医疗卫生服务，一般以保发工资、保基本运转为目标，政府再出台政策鼓励其通过自身的资源优势和社会服务开辟收入渠道，弥补经费不足。

三是政府与个人之间的共建。对于涉及居民个人的医疗保险类项目，一般都是采取社会统筹的模式，由个人负担一点，财政补助一点，如农村新型合作医疗保险、城镇居民医疗保险等。

2.1.3　医疗卫生服务政府供给责任的边界

由于政府的供给能力有限，政府提供全面的医疗和健康服务在实践过程中是不可能实现的。考虑到中国医疗与健康事业的发展目标、医疗卫生体制改革所必须实现的目标，政府在医疗与健康服务领域的主要责任如下所述：公共卫生服务首先必须作为基本的公共卫生项目长期有效的执行，居民的主要公共卫生项目服务需求以及突发性的公共卫生事件（如突发性传染病等）的处置都依靠于公共医疗服务所获取的财政投入；对符合我国医疗卫生服务领域相关规章的城乡基层医疗卫生机构人员成本、发展建设支出、业务成本提供财政补助；对符合我国医疗卫生服务领域相关规定的公立医院的人员成本、发展建设支出、政策性亏损以及现行医疗体制综合改革成本的补偿将给予专项补助金；民营医疗机构如提供基本的公共卫生服务，对于其税收优惠和财政专项补助；为城镇职工提供基本医疗保险、城镇居民基本医疗保险、新农合和城乡医疗救助等基本医疗保障提供财政补助；同时也针对国家基本医药体系、医药品供应保障体系、医疗设备规格制定和施行、医药品安全性保障系统和药品基层质量管理网络的发展提供财政保障；并且为医疗和卫生相关方面急需的专门人才、各类医生、科技创新提供人才培养方面提供财政支持，对农村医疗机构的人才培养体系建设方向提供专门的财政支持。

各国对于政府卫生的政府供给责任划分不一，对于各级政府的供给责任也根据国情不同有所差异，因此要根据不同国家具体情况具体分析，对于我国的政府医疗卫生服务供给责任和各级政府的责任确定将在第 3 章采用博弈分析进行详细论证。

2.2 医疗卫生服务政府供给的效率目标

医疗卫生服务政府供给的效率目标应是以客观结果为导向的总和价值体系，包括健康的公平、健康的促进、医疗卫生资源的合理配置等。

2.2.1 健康的公平

公平是对经济社会中各主体间利益关系、权利关系进行评价的客观尺度，涉及基本权利、发展机会和利益分配结果等方面。丹尼尔斯（Daniels，2001）基本平等主义的观点强调健康的公平性，他认为健康的公平就是给予每个人同样的机会能够满足其基本的医疗卫生保健需要。森（Sen，2002）认为健康的公平问题比其他公平问题更值得关注，因为健康的不公平容易造成能力贫困和相对剥夺。政府对医疗卫生服务的供给，有助于实现健康的公平目标，使得每个社会成员获得公平的健康水平。

（1）政府提供医疗和保健服务，并以自身的行政权力和财政支持保障所有社会人员在现行医疗体制内所享有的基本健康权力是平等的，这也是医疗服务所必须遵守的起点公平原则。无论社会地位、家庭、民族和户籍，抑或是他们的个人支付能力差异多少，每个社会成员都应享有相同的基本权利，即基本的生命健康受保障的权利。

（2）由政府提供的医疗和保健服务，可以保证社会全体成员在寻求医疗和保健服务时可以获得基本平等机会，实现服务过程的公平性。在医疗和保健服务的资源供应方面，政府必须给予社会所有成员平等的消费机会，保障社会所有成员平等地获得医疗和保健服务资源。面对同样的健康问题，每个社会成员都拥有同样质量和数量的医疗卫生服务。

（3）政府通过再分配原则对医疗卫生服务资源分配进行必要的调整，有助于实现结果公平。由于社会成员间存在一些无法选择和改变的因素差别，这种因素差别可能导致不同社会成员间消费和占有的医疗卫生资源存在较大差别。政府对社会成员占有的医疗卫生服务资源进行再配置，使每个社会成员获得医疗卫生服务资源的质量和数量大致均衡。

2.2.2　健康的促进

低健康水平将极大地导致个人机会和能力的缺乏，其主要源于低收入水平引起的对医疗服务消费能力的不足。由于收入水平较为低下，一部分社会人口失去接受医疗和健康服务的机会，而且随着健康水平的降低，参加社会经济活动的机会也可能逐步降低，这就导致社会低收入群体陷入了"低收入水平—健康不良—贫困恶化"的恶性循环中。

政府对医疗卫生服务的供给，首先可以保障社会人口整体健康状况的改善，政府增加对低收入阶层的医疗和保健服务的援助，实行对贫困阶层有益的医疗和保健服务的供给政策，这将有助于提高弱势群体在面对疾病威胁时的抗风险能力，有效地改善并提高这些人口的健康状态，并保障社会整体健康人力资本的逐步积累。

2.2.3　医疗卫生资源的合理配置

（1）政府具有决策优势，借助于医疗卫生发展的规划，对医疗卫生服务资源的存量、分布、结构进行合理调整，可以提高医疗卫生服务资源的利用效率。

（2）政府具有信息优势，基于城乡居民多层次、多样化的医疗卫生服务需求，对医疗卫生服务机构进行合理布局，并逐步构建分布合理、层次分明的医疗卫生服务体系，可以促进医疗卫生服务资源的均衡配置。

（3）政府具有资源优势，通过调节财政投入的方向和结构，可以优化医疗卫生服务资源的政府配置规模和结构。例如，政府加大对农村、基层医疗卫生服务体系的投入力度，就可以明显改善农村、基层医疗卫生服务资源的配置结构。

（4）政府具有政策优势，它可以通过使用税收优惠措施、财政补助金和其他政策来鼓励和支持社会资本参与医疗和健康服务供应，并改善医疗和健康服务资源的分配效率。

政府卫生支出的根本目标是在有限的卫生资源条件下，实现基本医疗服务的最优供给，以获得最大限度的健康产出，而这一目标的实现必须依赖对卫生服务市场的有效调节。从这一角度，可将政府卫生支出的目标划分为中间目标和最终目标，中间目标是为最终目标服务的，也只有实现了中间目标，最终目标才能实现。政府卫生支出效率分析实质上就是要评估这一系列目标的达成情况。

通过对以萨缪尔森为代表的福利经济学家的阐述以及后来的公共物品理论的发展研究，可以发现，纯公共物品是指非竞争性和非排他性的商品和服务。所谓非竞争性消费，是指在总量固定的情况下，增加新的消费者不会降低原消费者对商品和服务的消费水平，增加新消费者的边际成本为零。从使用情况来看，这意味着公共物品可以在同时间内为许多人所使用。消费的非竞争性实际上源于收入（效用）的不可分割性。消费的非竞争性意味着不可能或不可能排除任何人享受该商品。这可能是因为专有技术不可行，可能是专有技术可行，但不值得付出代价，甚至可能不需要将之排除。

由于公共物品同时汇集了非排他性和非竞争性特征，由于公共产品的非排他性和非竞争性，通过市场手段提供公共产品是不可能或代价高昂的，而从规模经济角度看，私人供应将是低效的。因此，以萨缪尔森为代表的福利经济学家认为，纯公共产品应该而且只能由政府单独提供，因为政府提供公共产品的效率高于市场模式。这种理论观点不仅被理论界广泛接受，而且在具体实践中产生了广泛而深远的影响。例如，国内的教科书普遍认为，公共物品是指政府部门为满足社会公共需求而提供的商品和服务，具有非排他性和非竞争性的特点。由于政府提供了一种经常导致免费乘车的现象，市场无法提供足够数量的公共物品。

在这方面，经典的公共物品理论通常证明：①如果某个物品在消费中缺乏相应的竞争力，即使追加新的消费者也不会增加边际成本，即使它能够实现独占性，也没有独占性激励。不仅如此，排他性也会导致在消费充足和消费不足时效用下降。另外，如果非竞争性商品的不存在排他性收费，则此商品的市场供给就会缺乏激励，导致供不应求；②如果物品的非排他性程度较低，则不可能或很难排除任何人享受该物品。文章认为，由此产生的搭便车现象将导致市场供不应求。由此可见，纯公共产品的非竞争性和非排他性会导致市场失灵，表现为消费不足或供给不足。为避免市场失灵，纯公共产品应实行税收融资，由政府统一供应。这就成为利用公共产品作为判断市场失灵和市场缺陷的手段的一个原因，从而引出了政府财政职能的概念。公共物品的提供及其成本来源将涉及税收制度和税收效率等概念。

这类论点的突出代表是斯蒂格利茨，他从上述推理中提出："私人市场要么不提供纯粹的公共产品，要么提供的数量不足。"罗森等在研究中也论证了这一观点。自 20 世纪 60 年代以来，随着市场主导国家福利危机的出现，一批主张经济自由的经济学家怀疑政府作为唯一的公共物品提供者的合理性。戈尔丁、布鲁贝克、史密斯、德姆塞茨和科斯已经从理论上和经验上证明了私人提供公共物品的可能性。

基于医疗卫生服务政府供给的效率目标，本书将针对不同的效率目标选择相应的产出指标分别进行测度。

2.3　相关经济理论

现代主流经济学始于微观经济理论的发展壮大。微观经济学理论的研究探索对象是单个经济单位，通过学习经济单位的行为决定能够说明价格体系如何解决资产分配问题。而随着世界经济的不断发展，科学技术的日新月异，微观经济学也在不断地改进与完善，取得了很多突破与进展，但也面临着很多挑战和变革。由于微观经济学理论过于庞杂，下面仅就与本书研究相关的部分理论进行简要介绍。

2.3.1　公共产品理论

公共产品理论最早可以追溯到以大卫·休谟的"公共草地排水"中关于公共利益维护和政府参与必要性的分析和亚当·斯密对政府职能问题的分析，意大利学者马尔科最早使用了"公共产品"的定义，之后威克塞尔进一步将公平问题引入公共产品理论，林达尔在其基础上建立了公共产品模型，公共产品理论的完整提出一般认为是由新古典综合派的萨缪尔森（Samuelson）完成，萨缪尔森在 1954 年发表的《公共支出的纯理论》中借助数学工具对公共产品按照"公共产品—私人产品"两种分类方式进行了严格区分，在1955年的《公共支出理论图解》中认为大部分的公共产品并不是纯公共产品，不能简单地按二分方式对公共产品进行区分。

　　根据公共经济学理论，市场上产品和服务可以分为公共产品和私人产品，而公共产品又可以分为纯公共产品和准公共产品（或混合产品）。根据萨缪尔森在《公共支出的纯理论》中的定义，纯粹的公共产品或服务是指每个人消费这种产品或服务时不会影响别人对该种产品或服务的消费，纯公共产品具有非竞争性、非排他性、非分割性三个特征，私人产品具有竞争性、排他性和分割性三个特征，而准公共产品是介于纯公共产品和私人产品之间的一种产品，纯粹的公共或者私人产品的特性并不表现于此类产品中。某些准公共财产同时具有排他性和非竞争性。所谓非竞争性，是指某个消费者消费产品和服务不影响其他消费者消费其产品和服务，当消费者通过这个过程获得利益时不影响其他消费者的利益，受益者之间没有对立的利益冲突。所谓非排他性，是指在消费过程中不能将某些产品或服务所产生的利益仅限给予特定的人或一部分人，而排除其他消费者从中获取利益或服务的可能性，其不能排除任何人对该产品或服务的消费。而所谓非分割性，是指在保持消费完整性的前提下，由众多消费者共同享有。因为公共产品的非排他性和非竞争性特征，因而在公共产品的消费中人们存在一种"搭便车"的动机，消费者都想不付或少付成本来享受公共产品，因而只能政府出面承担此职能。根据市场经济和公共产品理论，政府作为公共经济活动中的重要角色，政府不仅要为市场经济的运行提供必要的外部条件，还要在市场经济中承担起补充、矫正和调控的职能，要发挥其对市场资源配置和市场供需平衡的调节作用。根据公共产品理论，医疗卫生服务可分为纯公共性和准公共性，本书中涉及的医疗卫生服务主要指的是准公共产品。

2.3.2　卫生经济学理论

　　卫生经济学是经济学中针对卫生部门和卫生领域相关经济形势运行进行相关研究的一门分支学科，它主要的研究对象是卫生服务、社会群体的健康发展与社会经济健康发展之间相互制约的关系，并就卫生领域的经济关系与经济资源的合理使用以及经济规律所产生作用的范围、形态及特征进行研究分析。

卫生经济问题在 3 世纪就曾被古希腊思想家亚里士多德在关于农民和医生之间的生产和交换关系中提及，17 世纪，英国古典经济学家配第在《献给英明人士》中指出"花在工人身上的医疗保健费用会带来经济上的收益"，1940 年 H. E. 西格里斯特发表的《医疗经济学绪论》一文中认为医疗经济学应该阐明阻碍现代医学应用的各种社会经济条件，分析贫困与疾病给国民经济带来的损失，解决医疗价格与患者的经济负担能力间的矛盾。卫生经济学实质上主要是研究卫生生产力、卫生生产关系的，揭示卫生活动和经济关系的规律，以达到最优的筹集、配置和利用卫生资源，提高卫生资源的社会效益和经济效益。

医疗卫生事业是政府实行一定福利政策的社会事业，卫生事业具有公益性、福利性、生产性和产业性的性质，卫生事业的公益性是要为社会公共谋利益，而不是为了个人或机构，表现在卫生资源和卫生服务的提供是为了满足广大群众的共同需要，由广大人民共同受益[①]；卫生事业的福利性表现在福利性分配，是指政府为社会成员开展的各项福利性事业以及为各类弱势群体提供的社会保障政策，除去工资、社会救济外为社会成员提供的各项医疗支出和服务的补贴；卫生事业的生产性表现在卫生事业为社会生产力提供医疗服务，降低劳动者的疾病发生率，促进劳动者的身心健康，为社会生产提供高质量的劳动力资源，推动社会生产的发展[②]；卫生事业的产业性是指卫生部门通过从事卫生服务的生产活动和医药生产经营活动来创造社会经济效益，医疗卫生事业通过卫生生产力和卫生生产关系的发展变化而逐步形成和发展成为一个经济范畴，根据所处外部环境和自身发展规律通过不断改进生产经营方法提高经济效益。[③]

卫生保健服务是提高全国人民素质的重要条件，其发展水平是物质文明和精神文明发展水平的重要象征。卫生服务体系的发展是建立社会主义市场经济体系的重要环节，卫生服务的健康发展是维护社会稳定与发展的基本因素。卫生经济在整个社会发展中的作用越来越明显，为了促进经济

---

① 吴迪. 浅析我国卫生事业的公益性 [J]. 社会观察. 2015 (3)：365 – 366.

② 耿长泉. 论卫生事业是特殊生产性的重要事业 [J]. 理论探讨. 1993 (1)：106 – 110.

③ 印石. 走产业化之路办好卫生福利事业 [J]. 卫生经济研究. 1995 (6)：5 – 8.

发展和社会稳定，政府要充分重视卫生经济学的发展。本书运用卫生经济学理论，详细分析了卫生事业的福利性和生产性对经济增长的影响。

2.3.3 生产前沿面理论

在经济学生产理论中常常采用生产函数描述生产关系，即在既定的生产技术条件下配合投入各种生产要素以达到最大产出，王金祥（2005）将这种理论生产函数所描述的生产可能性边界称为生产前沿面（Production frontier）。也就是说一定的生产要素和产出品价格条件下，以最优的投入品组合产出最优的产出品组合。

关于生产前沿面的研究起源于 1957 年经济学家 Farrell 菲奥德《生产效率度量》一文中基于生产效率测度思想进行的研究，Farrell 模型从投入角度对技术效率下了定义："所谓技术效率就是在生产技术与市场价格不变时，按照既定的投入要素比例，产出品所需要的成本占实际生产成本的比例。"1966 年 Leibenstein 从产出角度阐述了技术效率的定义："在一定的投入规模、投入结构及市场价格条件下，实际产出占预期最大产出的百分比。"在衡量技术效率、资源配置、经济效率时的关键问题是确定生产前沿面。随着 Farrell 提出了技术效率的观点后，很多学者在此基础上继续研究，不断探索前沿面如何确定，从数据样本中寻找到相对完全效率的样本，在此基础上再利用这些样本构成生产前沿函数。在现阶段预测估计生产前沿面方法概括归纳起来大致分为两种：一种是以经济计量学为主的参数法；另一种是以数学规划为主的非参数方法。

2.3.4 外部性理论

外部性理论来自经济学，又称为外部效应、外部成本或溢出效应。外部性一直以来都没有一个明确的定义，经济学家试图明确界定这一定义，而不同经济学家给出了不同的定义，但大体可以总结为两类：一类是从产生主体的角度对外部性进行定义，如萨缪尔森和诺德豪斯就是从此角度进行定义，其提出"外部性是指那些生产或消费对其他团体强征了不可补偿的成本或给予了无须补偿的收益的情形"；另一类是从接受主体的角度对外部性进行定义，如兰德尔提出外部性是用来表示"当一个行动的某些效益或成本不在决策者的考虑范围内的时候所产生的低效率现象，也即某些效率被给予或某些成本被强加给没有参与这一决策的人"。所谓外部效应用数学方式进行表述，就是某个经济主体福利函数的自变量中包含了他人行为，而该经济主体没有向其提供报酬或索取补偿。上述几种定义虽然表述角度不同，但其本质上是一致的，外部性就是某个经济主体对其他经济主体产生外部影响，而这种影响却没有通过市场价格进行交易。

很多经济学家都对外部性理论的发展具有重要贡献，但有三位经济学家对外部性理论的发展具有里程碑意义。第一位是新古典经济学派代表马歇尔，他没有直接提出外部性的概念，但外部性概念来源于其 1890 年发表的《经济学原理》中的"外部经济"一词，马歇尔将货物生产规模的扩大导致的经济分为两类，一类是生产规模的扩大依赖于此工业的一般发达经济，另一类是依赖于在此工业中的其他企业的资源、组织和效率经济，马歇尔将前者称为外部经济，后者称为内部经济。第二位是马歇尔的嫡传弟子庇古，庇古在马歇尔的基础上，采用现代经济学方法从福利经济学角度对外部性展开研究，在"外部经济"的基础上对其概念和内容进行扩充，正式提出外部性理论，从边际私人净产值和边际社会净产值的背离对外部性进行阐释，他认为，当其他人在边际私人净产值外还可以获得利益，此时边际社会净产值就高于边际私人净产值，而当他人在边际私人净产值外受到损失，此时边际社会净产值就低于边际私人净产值。虽然庇古的"外部经济"和"外部不经济"是从马歇尔那里借用和引申而来，但其概念与马歇尔是不同的，他已经在马歇尔的"外部经济"基础上将外部性理论向前推进了很大一步。第三位是新制度经济学奠基人科斯，科斯理论在对庇古理论的批判过程中逐渐形成，他对庇古理论的批判集中在三个方面：第一，他用化工厂与居民区间的环境纠纷问题解释了外部效应是相互的，并不是单纯的一方对另一方的单向影响问题；第二，他认为交易费用为零时，通过双方自愿协商可以达到最佳资源配置，此时庇古税是非必要的；第三，他认为当交易费用不为零时，通过收益的权衡才能确定外部效应内部化的政策手段成本，也即庇古税是否必要要看交易费用。任何理论都有其局限性，但不容否定的是，马歇尔、庇古、科斯推动了外部性理论的发展，对外部性理论的建立和形成具有里程碑意义，对后来经济学的研究开辟了广阔空间。① 利用外部性理论的外部效应，本书开展了政府卫生支出对经济增长的空间溢出效应研究。

2.3.5 门槛理论

门槛理论是波兰经济学家 B. 马利士在探讨居民点布局问题的著作《城镇建设经济》中提出的，文中提到随着人口增长，城市用地扩大，但因为城市所处地理环境不同，会有各种阻碍城市往某个方向发展的限制，要想克服这些阻碍，需要城市加大基建投资，但是这种投资却不是按比例增加的，而是会有突增，出现突增的这个节点就是城市发展中的门槛限制，与跨越门槛相关的投资增长曲线是跳跃上升的，也可能存在一次性投资后基本城市设施的地段居民继续增加，而每一新增居民所需投资将相应下降。城市发展的门槛可分为三种基本类型：第一类门槛是因为地形地貌限制或土地有别的用途不能改变或改变它需要较大投资而导致的；第二类是数量门槛，该门槛以一定的需要量起限制作用，以其来决定城市人口上限；第三类是城市结构门槛，该门槛是由人口大量增加导致的，同时生活标准提高而必须改造现有城市结构而产生的。

我们应该认识到，城市发展的门槛理论不仅对城市发展进程有重要意义，而且对社会的经济、人口等各方面发展都具有指导性意义，通过具体的经济政策是能够解决这些门槛问题的，但是如果不了解门槛理论，政策的制定和开展就会产生困难。根据门槛理论，变量间关系并不都是线性关系，本书运用门槛理论详细分析了政府卫生支出对经济增长的非线性影响。

---

① 沈满洪，何玲巧. 外部性的分类及外部性理论的演化 [J]. 浙江大学学报（人文社会科学版）. 2002，32（1）：152－160.

第3章 我国基本公共医疗服务的政府供给现状与供给责任的确定

基本公共医疗服务对医疗体制改革的发展、保障人民身体健康具有重要的基础性作用，近年来也已受到国家各部门、社会机构和广大人民的关注，改革开放以来，我国用较少的投入取得了医疗卫生事业的较大成就，但随着社会发展，投入与需求矛盾、支出结构不合理、个人卫生负担较重等问题凸显，要解决医疗卫生服务的发展问题，就需要了解分析我国基本公共卫生支出现状和发展趋势，并对基本公共医疗服务的供给责任进行界定。本章将对我国基本卫生支出现状、发展规律、呈现趋势进行分析，并采用博弈分析对政府的供给责任进行确定。

3.1 我国基本公共卫生支出现状分析

3.1.1 卫生总费用现状分析

卫生总费用是指以来源法进行核算的，一个国家或地区为了开展卫生服务活动从全社会筹集的卫生资源的货币总额，按来源法进行核算的卫生总费用包括政府卫生支出、社会卫生支出和个人卫生支出，其反映了一定经济条件下政府、社会和居民个人对卫生保健的重视程度和费用负担水平，以及卫生筹资模式的主要特征和卫生筹资的公平性、合理性（《中国卫生和计划生育统计年鉴》）。

1990～2016 年，我国卫生总费用呈现逐年上升趋势，1990 年我国卫生总费用为 747.39 亿元，在 2007 年突破 10000 亿元，到 2016 年我国卫生总费用增长到 46344.89 亿元，26 年来我国卫生总费用增长了 61 倍，其历年增长率基本均保持在 10% 以上，平均年增长率为 17.31%，历年具体卫生总费用及其增长率状况如图 3.1 所示。

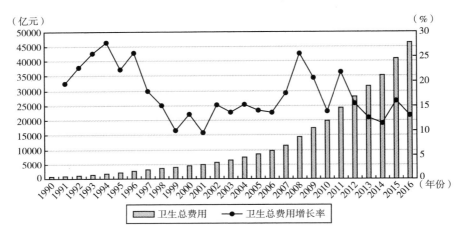

图 3.1　卫生总费用及增长率情况（1990～2016 年）

从图 3.1 可以看出，1990～2016 年卫生总费用绝对量是逐年增长的，但是其增长率却并不是持续增长的，因为不同时间段相关政策的变化，卫生总费用增长率呈现增长—下降—增长—下降的波动趋势，1989 年，卫生部、财政部颁布了《关于公费医疗管理办法的通知》，开始进行公费医疗改革试点，政府需要增加卫生投入，因而在 1990～1993 年卫生总费用增长率逐年增长，1996 年以后卫生总费用增长率持续三年连续下降，1996 年国家体改委、财政部、劳动部、卫生部提出《关于职工医疗保障制度改革扩大试点的意见》，扩大医疗保障试点范围，但卫生总费用增长速度放缓，2006 年开始医疗保险制度覆盖人群扩大，将农民工纳入覆盖范围，国务院提出要积极稳妥解决农民工社会保障问题，并且开始筹划新一轮医疗改革，政府逐步加大政府医疗财政责任，因而卫生总费用增长率快速提高，卫生总费用实现快速增长，2009 年进行新一轮医疗改革，逐步完善医疗财政投入体制，深化医疗体制改革，近几年因为卫生总费用的筹资方式开始进行优化调整，卫生总费用增速逐渐放缓，但卫生总费用规模仍然持续增长。

随着卫生总费用规模的逐年增长，人均卫生费用也呈现逐年增长趋势，1990 年的人均卫生费用仅为 65.4 元，2016 年人均卫生费用已经达到 3351.7 元，26 年来增长了 50 倍之多，人均卫生费用增长率变化趋势与卫生总费用增长率变化趋势一致，人均卫生费用增长受到卫生总费用变化的影响。虽然卫生总费用和人均卫生费用是逐年增长的，但是卫生总费用占 GDP 比重却仍然不高，1990 年卫生总费用占 GDP 比重仅为 3.98%，2015 年突破 6%，2016 年占比达到 6.22%，与其他国家相比占比水平仍然较低。人均卫生费用增长情况及其 GDP 占比情况如表 3.1 所示。

表 3.1　　人均卫生费用、增长率及卫生总费用的 GDP 占比情况

年份	人均卫生费用（元）	人均卫生费用增长率（%）	卫生总费用占 GDP 比重（%）
1990	65.4		3.98
1991	77.1	17.89	4.08
1992	93.6	21.40	4.05
1993	116.3	24.25	3.88
1994	146.9	26.31	3.63
1995	177.9	21.10	3.53
1996	221.4	24.45	3.79
1997	258.6	16.80	4.02
1998	294.9	14.04	4.33
1999	321.8	9.12	4.49
2000	361.9	12.46	4.60
2001	393.8	8.81	4.56
2002	450.7	14.45	4.79
2003	509.5	13.05	4.82
2004	583.9	14.60	4.72
2005	662.3	13.43	4.66
2006	748.8	13.06	4.52
2007	876	16.99	4.32
2008	1094.5	24.94	4.59
2009	1314.3	20.08	5.08

续表

年份	人均卫生费用 （元）	人均卫生费用增长率 （%）	卫生总费用占 GDP 比重 （%）
2010	1490.1	13.38	4.89
2011	1807	21.27	5.03
2012	2076.7	14.93	5.26
2013	2327.4	12.07	5.39
2014	2581.7	10.93	5.55
2015	2980.8	15.46	6.05
2016	3351.7	12.44	6.22

资料来源：根据《中国卫生和计划生育统计年鉴2017》计算整理。

3.1.2 政府卫生支出现状分析

3.1.2.1 全国政府卫生支出现状分析

对政府卫生支出现状进行分析，就需要对政府卫生支出规模进行分析，政府卫生支出规模的衡量形式主要包括绝对规模和相对规模两部分，绝对规模是指在一定时间内，政府部门对各部分卫生支出的总额，反映了政府对于卫生事业的投入总量以及政府部门在卫生服务中使用的资源总量，政府卫生支出的绝对规模能够直观地反映政府卫生的支出情况，但由于计量单位的不同，在不同国家和地区间进行比较时会产生影响；相对规模是指政府卫生支出与其他相关经济指标间的比例关系，相对规模一般可以克服绝对规模中由于通货膨胀、价格指数、计量单位的影响而产生的地区和国别间的不可比较问题，有利于对政府卫生支出的深入分析。

（1）政府卫生支出的绝对规模。

为保持口径一致，本部分数据选取 1995～2016 年数据，数据来源于 2014～2017 年《中国统计年鉴》，1995 年我国医疗卫生机构有 994409 家，1996 年突破 100 万家，连续 7 年保持在 100 万家以上，2003 年迅速减少到 806243 家，减少了近 20 万家，此后医疗机构开始逐年增加，到 2016 年已达 983394 家，基本与 1995 年医疗机构数相近，但没有超过 1995 年医疗卫生机构的数量；1995～2016 年的医疗机构床位数中间虽有小的波动，但其总体呈现上升趋势，从 1995 年的 3140600 张增长到 2016 年的 7410453 张，数量翻了一倍多；1995～2016 年的医疗卫生人员数量呈现增长—下降—增长趋势，1995～2000 年数量持续增长，2001～2003 年出现连续三年下降，此后卫生人员数量逐年增长，22 年卫生人员数量增长近 1 倍，医疗机构床位数和医疗卫生人员的发展趋势基本一致，经过数十年的医疗卫生资源的投入，截至 2015 年年底，我国人均预期寿命达到 76.34 岁，相比于 1996 年的 70.8 岁我国人均预期寿命延长了近 6 年，人口死亡率 7.11‰，孕产妇死亡率、婴儿死亡率和新生儿死亡率分别降至 20.1‰、8.1‰ 和 5.4‰。具体的政府医疗卫生资源绝对量情况如图 3.2 所示。

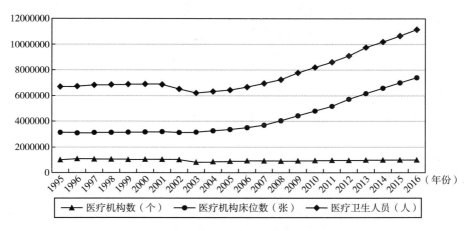

图 3.2　政府医疗卫生资源绝对量情况（1995～2016 年）

　　从图 3.3 中可以看出，1990～2016 年政府卫生支出绝对量逐年上升，从 1990 年的 187.28 亿元增长至 2016 年的 13910.31 亿元，27 年来增长了 73.28 倍，但是我国政府卫生支出增长率出现了几次较大的波动，1994 年、2003 年、2005 年、2007～2009 年、2011 年的政府卫生支出增长率均超过了 20%，分别为 25.81%、22.94%、20.02%、45.13%、39.21%、34.01%、30.21%，而 1991 年、1999 年的政府卫生支出增长率却都低于 10%，分别为 8.95%、8.63%。在 20 世纪 90 年代，1994 年的政府卫生支出增长率较高，是因为 1994 年我国开始进行全面的医疗体制改革，改变了医疗机构的建设和服务完全由政府提供的原状，逐渐进行社会统筹与个人账户相结合

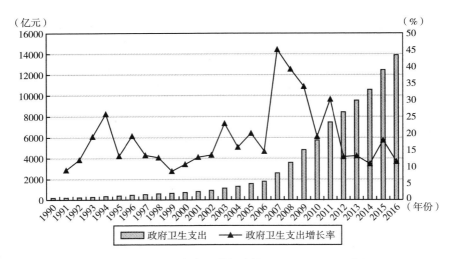

图 3.3　政府卫生支出及增长率情况（1990～2016 年）

的社会保险制度试点；21 世纪以来，2003 年、2005 年、2007～2009 年政府卫生支出增长率较高，是因为在 2003 年出现的"非典"疫情促使政府增加了对医疗卫生事业的投入力度；2005 年卫生部政策法规司司长提出"市场化非医改方向"引起关注，引起了对医疗卫生的投入增加；2007 年的增长率提高是因为十六届六中全会明确提出"建立以大病统筹为主的城镇居民医疗保险"，总理温家宝在国务院常务会议中提出并决定开展城镇居民基本医疗保险制度试点工作，2008 年对试点经验进行总结推广，2009 年在全国范围内推展实施，推动了对医疗卫生的财政投入。

　　从图 3.4 中政府卫生支出增长率和财政支出增长率情况来看，尽管我国政府卫生支出在逐年增长，但是在 2007 年之前政府卫生支出增长率大部分均低于财政支出增长率，2007 年以后大部分年份的政府卫生支出增长率才高于财政支出增长率，因为 2007 年确定了开展建立以大病统筹为主的城镇居民基本医疗保险制度试点，2007 年政府卫生支出增长率出现迅速提高，高达 45.13%，2007～2009 年政府卫生支出增长率均远远超出了当年财政支出增长率，此后政府卫生支出增长率迅速回落，基本没有出现较大差距。

　　（2）政府卫生支出的相对规模。

　　本部分采用政府卫生支出占财政支出和 GDP 比重情况对政府卫生支出

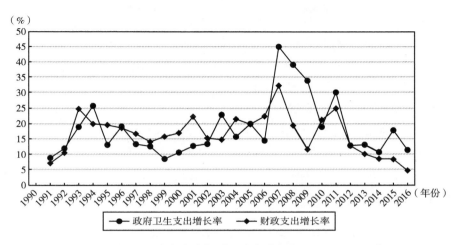

图 3.4   政府卫生支出增率与财政支出增长率（1990～2016 年）

的相对规模进行衡量。从图 3.5 可以看出，政府卫生支出占财政支出比重变化趋势可以分为两个阶段，从 1990～2006 年政府卫生支出占财政支出的比重总体呈现下降趋势，2006～2016 年政府卫生支出占财政支出比重呈现逐年增长趋势，由 2006 年的 4.59% 增加到 2016 年的 8.72%，占比提高了近一倍。尽管我国 1997 年规定 "中央和地方政府对卫生事业的投入，要随着经济的发展逐年增加，增加幅度不低于财政支出的增长幅度"，但从

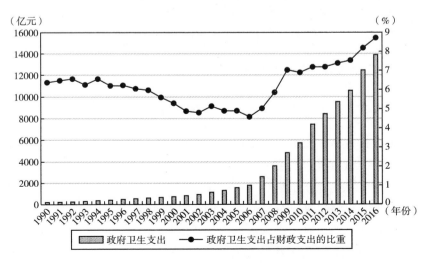

图 3.5   政府卫生支出及政府卫生支出占财政支出的比重（1990～2016 年）

支出数据来看，政府卫生支出在 1997～2006 年仍然持续下滑，2006 年之后开始逐渐上升。可见，医疗卫生事业的发展与政府在改进人民健康的方面的投资是直接相关的，2006 年之后政府对卫生事业的发展进行高度重视，近几年来关注度更是增加，开始逐渐增加对医疗卫生事业的投入，并取得了显著成效。图 3.6 展示了 1990～2016 年政府卫生支出及政府卫生支出占 GDP 的比重，总体上看，政府卫生支出占 GDP 比重的变化趋势大致可以被分为三个阶段，1990～1995 年政府卫生支出占 GDP 比重呈现逐年下降趋势，1996～2006 年总体呈现缓慢上升趋势，2006 年以后占比呈现快速增长趋势。

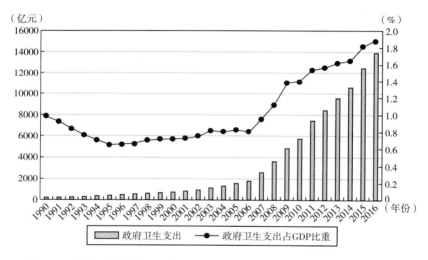

图 3.6 政府卫生支出及政府卫生支出占 GDP 的比重（1990～2016 年）

3.1.2.2 各地区政府卫生支出现状分析

为了分析各地区政府卫生支出状况，而卫生总费用中 31 个省区市的政府卫生支出完整数据仅包括 2013～2015 年数据，所以本部分选择《中国卫生与计划生育统计年鉴》中 2013～2015 年三年数据对我国 31 个省区市的政府卫生支出情况进行分析，对我国近几年的政府卫生支出现状进行反映，具体省区市的政府卫生支出如图 3.7 所示。

2013～2015 年政府卫生支出位居前三位的一直是广东、山东和河南，前两年山东卫生支出一直处于河南前面，只是到 2015 年河南政府卫生支出

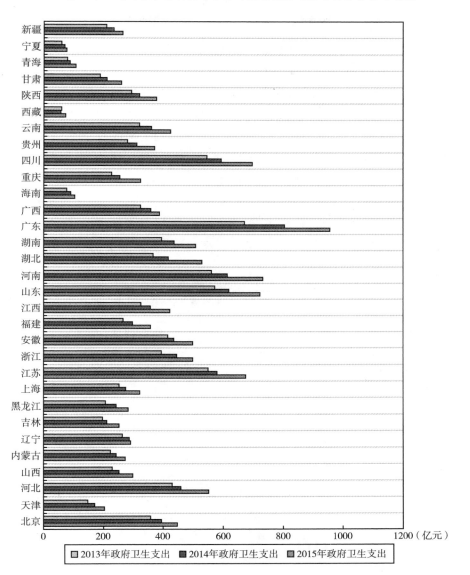

图 3.7　31 省区市政府卫生支出（2013～2015 年）

超过山东位居第二，2015 年广东、河南、山东的政府卫生支出分别为 956
亿元、729.7 亿元、722.22 亿元；而西藏、宁夏、海南、青海、天津在这
三年一直位于排名的最后 5 名，在 2014 年海南增加政府卫生支出，总支出
超过青海，但 2015 年又被青海超越，宁夏、西藏一直处于政府卫生支出排

名最后两名，2015 年政府卫生支出排名第一的广东是排名最后的西藏的 13 倍多，西藏的政府卫生支出不足问题凸显。

基于 2013～2015 年 31 个省区市政府卫生支出和 GDP 增长趋势，对 31 个省区市政府卫生支出增长率和 GDP 增长率的关系进行分析。研究发现，近两年 31 省区市的政府卫生支出增长率大于其 GDP 增长率，2014 年政府卫生支出增长率与 GDP 增长率差值超过全国平均水平的有 13 个省份，低于全国平均水平的有 18 个，而 2015 年增长率差值超过全国平均水平的有 17 个省份，低于全国平均水平的有 14 个，增长率差值较大的省份增多，2015 年增长率差值最大的甘肃比全国平均水平高出近 1 倍，增长率差值最小的广西比全国平均水平低 23 倍多，而甘肃省的差值是广西的 45 倍。2015 年政府卫生支出增长率、GDP 增长率和增长率差值如表 3.2 所示。

表 3.2　**2015 年政府卫生支出增长率、GDP 增长率和增长率差值**

省份	2015 年 GDP 增长率（％）	2015 年政府卫生支出增长率（％）	GDP 与政府卫生支出增长率差值（％）
北京	7.89	13.04	5.15
天津	5.16	18.14	12.99
河北	1.31	20.48	19.17
山西	0.04	19.15	19.11
内蒙古	0.35	12.73	12.38
辽宁	0.15	1.18	1.03
吉林	1.88	18.85	16.96
黑龙江	0.29	17.21	16.91
上海	6.60	16.22	9.62
江苏	7.72	15.93	8.21
浙江	6.75	12.66	5.90
安徽	5.55	14.38	8.83
福建	8.00	20.55	12.56
江西	6.42	17.49	11.07
山东	6.02	16.54	10.53
河南	5.91	19.12	13.21
湖北	7.93	27.59	19.66

续表

省份	2015 年 GDP 增长率（%）	2015 年政府卫生支出增长率（%）	GDP 与政府卫生支出增长率差值（%）
湖南	6.90	16.75	9.86
广东	7.38	18.94	11.56
广西	7.21	7.71	0.50
海南	5.77	15.50	9.73
重庆	10.20	26.89	16.69
四川	5.31	17.54	12.23
贵州	13.34	19.76	6.42
云南	6.28	18.39	12.11
西藏	11.46	25.83	14.37
陕西	1.88	18.82	16.95
甘肃	－0.68	22.03	22.71
青海	4.94	22.73	17.79
宁夏	5.80	14.18	8.38
新疆	0.55	13.08	12.53

数据来源：根据《中国统计年鉴 2016》《中国卫生和计划生育统计年鉴 2017》计算整理。

从各地区人均政府卫生支出来看，人均政府卫生支出位于前三位的是西藏自治区、北京市、青海省，河北省、山东省、辽宁省的人均政府卫生支出位于最后三位。与各地区政府卫生支出增长率相比，西藏、青海的人均卫生支出较高，政府卫生支出增长率也位居前列，山东、辽宁的人均政府卫生支出较低，政府卫生支出增长率也较低，与其他地区的政府卫生支出的发展状况差距较大；而北京市的人均政府卫生支出虽然较高，但政府卫生支出增长率却比较低，河北省的人均政府卫生支出较低，但政府卫生支出增长率却较高，各地区的政府卫生支出状况参差不齐，存在发展不平衡现象。

3.1.3　社会卫生支出现状分析

社会卫生支出是指各社会部门的社会卫生支出，社会卫生保障支出，商业医疗保险支出，社会办医支出，社会捐赠支持，行政事业支付收入，农村集体经济卫生支出，基本建设支出，包括卫生预算和其他卫生支出，但其不包括政府财政支出。社会卫生支出的现状分析也主要从绝对规模和相对规模两部分展开。

（1）社会卫生支出的绝对规模。

图 3.8 显示了 1990～2016 年社会卫生支出及其增长率情况，从图 3.8 中可以发现，社会卫生支出总额在 1990～2016 年是逐年增长的，从 1990 年的 293.1 亿元增长到 2016 年的 19096.68 亿元，2016 年相比于 1990 年增长了 64.15 倍，涨幅巨大。社会卫生支出增长率从 1991～1994 年缓慢提高，1994～2000 年急剧下降，从 1994 年的 22.90% 下降到 2000 年的 2.26%，增长率下降了 20%，从 1998～2001 年社会卫生支出增长率连续 4 年保持在 10% 以下，而 2002～2003 年仅一年时间社会卫生支出增长率急速拉升至 27.07%，因为 SARS 疫情在全国蔓延，社会各机构进行的社会捐赠援助、社会办医支出迅速提高，促使社会卫生增长率快速提高，成为 20 年中社会卫生支出增长率最高的一年，此后一直到 2009 年社会卫生支出增长率一直保持在 20% 以上，但 2010～2016 年大部分年份的社会卫生支出增长率基本均低于 20%。

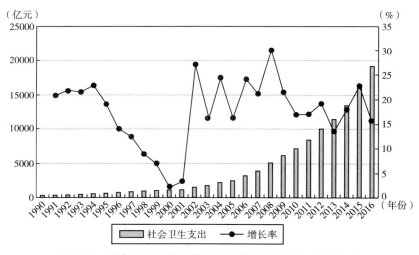

图 3.8　社会卫生支出及其增长率情况（1990～2016 年）

（2）社会卫生支出的相对规模。

图 3.9 显示了社会卫生支出占卫生总费用比重和社会卫生支出占 GDP 比重情况，社会卫生支出在 1990～2016 年是逐年增长的，而社会卫生支出

占卫生总费用的比重基本呈现两阶段趋势，从 1990～2001 年社会卫生支出占卫生总费用比重呈现逐年下降态势，占比从 1990 年的 39.22% 下降到 2001 年的 24.10%，下降了 15.12%，在卫生总费用的筹资结构中社会卫生支出比重迅速降低，在 2001～2016 年社会卫生支出占卫生总费用比重总体呈现上升趋势，到 2016 年占比达到 41.21%，基本达到了大部分研究所认为的"三四三"筹资结构。社会卫生支出占 GDP 比重情况与前者基本一致，社会卫生支出占 GDP 比重平均值为 1.56%，1990～2016 年的社会卫生支出占 GDP 比重在 2001 年值最小仅为 1.11%，2001 年以后总体呈现上升趋势，近年来比重持续上升，在 2016 年已达到 2.58%，相比于 2001 年比重提高了 1.47%。27 年来社会卫生支出占卫生总费用比重中有 11 年的比重增长率为负值，社会卫生支出的卫生总费用占比出现 11 年的负增长，而社会卫生支出占 GDP 比重出现了 10 年的负增长。

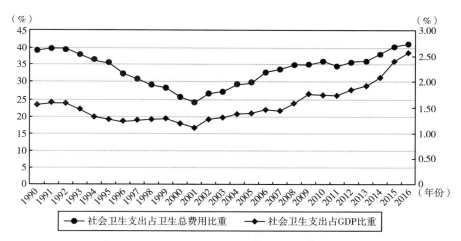

图 3.9　社会卫生支出占卫生总费用比重及占 GDP 比重情况（1990～2016 年）

3.1.4　个人卫生支出现状分析

（1）全国个人卫生支出现状分析。

个人卫生支出是由居民个人负担的享受各项医疗服务及医疗资源的费用，是提高卫生资金和增加卫生投入的重要途径之一。当政府与国家的财力有限，政府和社会不能承担所有卫生用品的费用时，个人卫生支出可以弥补短缺，政府将资助有限的费用和资源以弥补社会整体医疗卫生资源的缺口。此外，个人的开支将提高人们的开支意识，减少不合理的医疗消耗和医疗资源的浪费，提高卫生资源的利用效率，但也不能任由个人卫生支出无限制的增长，防止居民医疗费用负担过重导致的民生和社会稳定等问题。

从个人卫生支出及其增长率情况来看，1990～2016 年个人卫生支出总体呈现逐年增长趋势，1990 年个人卫生支出为 267.01 亿元，2013 年突破 10000 亿元，2016 年个人卫生支出达 13337.9 亿元，27 年个人卫生支出规模扩大了近 49 倍，期间个人卫生支出增长率出现了几次较大波动，1990～1996 年个人卫生支出增长率从 25.47% 增长到 37.22%，接着 1996～1999 年个人卫生支出增长率连续三年下降，迅速降至 12.04%，2001～2005 年个人卫生支出增长率发展平稳，2005 年后增长率又出现三次大的波动，可能由于 2000 年以后国家医疗改革进程加快，开始全面深化医疗改革，促使个人卫生支出增长率起伏较大，近几年个人卫生支出增长率又开始提高，年均个人卫生支出增长率为 16.60%，2016 年个人卫生支出增长率已增长到 11.22%，低于年均个人卫生支出增长率。人均个人卫生支出及其增长率情况与个人卫生支出及增长率情况一致，人均个人卫生支出规模 27 年扩大了 40 倍，人均个人卫生支出增长率与个人卫生支出增长率趋势完全一致。个人卫生支出及人均个人卫生支出具体情况如图 3.10 和图 3.11 所示。

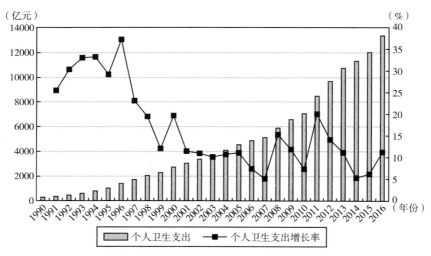

图 3.10　个人卫生支出及增长率情况（1990～2016 年）

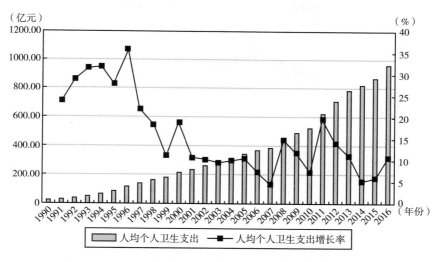

图 3.11　人均个人卫生支出及增长率情况（1990～2016 年）

个人卫生支出规模呈现逐年增长趋势，而个人卫生支出占卫生总费用比重呈现阶段性趋势，基本出现两阶段变化趋势，第一阶段是 1990～2001 年，在这一阶段个人卫生支出占卫生总费用比重表现出逐年上升趋势，该比重从 1990 年的 35.73% 增长到 2001 年的 59.97%，在卫生总费用的筹资结构中个人卫生支出所占比重几乎高达 60%，说明在卫生总费用中个人卫生支出比重非常高，居民在医疗卫生中所承担的费用较高，医疗费用负担较重；第二阶段是 2001～2016 年，在此期间个人卫生支出占卫生总费用的比重总体呈现下降趋势，该比重从 2001 年的 59.97% 下降到 2016 年的 28.78%，15 年来下降了 31.19%，我国的医疗改革取得了很大成果。

由于历年全国人均收入数据无法完整获取，本部分对城镇居民家庭人均收入数据进行考察，我国城镇居民家庭的人均收入也是逐年增长的，其人均收入额从 1990 年的 1510.2 元增长到 2016 年的 33616.2 元，城镇居民家庭人均收入规模扩大了 21 倍，人均个人卫生支出占城镇居民家庭人均收入比重表现出三阶段特征，在 1990～1995 年总体呈现缓慢增长趋势，1995～2000 年呈现快速增长趋势，此后该比重在 2000～2016 年除去 2007 年出现的一次快速降低，其他年份比重基本保持在一个平稳状态，说明人均个人卫生支出在城镇居民家庭人均收入中所占比重基本保持在稳定状态。个人卫生支出占比情况如图 3.12 所示。

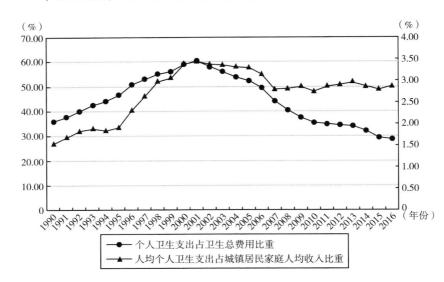

图 3.12　个人卫生支出占比情况（1990～2016 年）

（2）各地区个人卫生支出现状分析。

按照《中国卫生和计划生育统计年鉴》中的指标解释，个人卫生支出（也即个人现金卫生支出）是指城乡居民在接受各类医疗卫生服务时所进行的现金支付，此部分支出包括享受各种医疗保险制度的居民就医时的自付费用，包含了城镇、农村所有居民的个人现金卫生支出，其反映了城乡居民在卫生总费用中的承担比例和对医疗卫生费用的负担程度。

从 2013～2015 年各地区个人卫生支出的卫生总费用占比来看，2013 年各地区的个人卫生支出占卫生总费用的比例基本都保持在较高水平，吉林省的个人卫生支出占比最高，其比例高达 44.99%，其个人卫生支出对卫生总费用的贡献基本接近 50%；大部分地区的个人卫生支出占比在 2014 年、2015 年都有所降低，而上海市的个人卫生支出占比却与大部分地区相反，出现逐年增长趋势。2013 年个人卫生支出占比在 30% 以上的有 21 个省区市，2014 年各地区个人卫生支出占比在 30% 以上的有 18 个，2015 年各地区个人卫生支出占比在 30% 以上的减少为 14 个，可见个人卫生支出占比较高地区在逐年减少。各地区个人卫生支出占比情况如表 3.3 所示。

表 3.3 各地区个人卫生支出在卫生总费用中占比情况（2013～2015 年）

省份	2013 年		2014 年		2015 年	
	2013 年个人卫生支出占比（%）	排序	2014 年个人卫生支出占比（%）	排序	2015 年个人卫生支出占比（%）	排序
河北	41.43	3	38.21	5	36.89	1
吉林	44.99	1	40.90	1	36.73	2
内蒙古	38.28	7	39.37	3	36.45	3
辽宁	37.54	9	36.04	8	36.01	4
黑龙江	41.56	2	39.89	2	35.98	5
河南	40.43	5	38.98	4	35.16	6
湖南	40.80	4	38.03	6	33.72	7
湖北	37.82	8	36.74	7	33.52	8
山西	36.50	10	35.25	9	33.09	9
宁夏	34.94	14	32.88	14	32.84	10
陕西	38.84	6	34.04	10	32.79	11
山东	35.61	12	33.21	13	31.95	12
天津	35.21	13	32.73	15	30.98	13
云南	33.51	18	31.91	16	30.24	14
甘肃	36.43	11	33.92	11	29.87	15
安徽	34.75	16	33.77	12	29.82	16
四川	34.21	17	31.74	17	29.67	17
浙江	33.19	19	31.49	18	29.49	18
重庆	34.82	15	29.97	19	28.27	19
江西	29.88	22	29.49	20	27.54	20
江苏	29.53	23	29.24	21	27.02	21
广西	30.32	21	27.97	22	26.64	22
福建	28.32	24	27.57	24	26.11	23
广东	31.81	20	27.95	23	26.04	24
海南	25.82	27	25.62	27	25.25	25
新疆	28.31	25	25.69	26	24.94	26
青海	25.45	28	23.61	28	23.90	27
贵州	27.11	26	27.19	25	23.39	28

续表

省份	2013 年		2014 年		2015 年	
	2013 年个人卫生支出占比（%）	排序	2014 年个人卫生支出占比（%）	排序	2015 年个人卫生支出占比（%）	排序
上海	20.62	29	20.69	29	21.75	29
北京	20.55	30	19.42	30	17.39	30
西藏	7.48	31	6.47	31	5.71	31

数据来源：根据 2015～2017 年《中国卫生和计划生育统计年鉴》计算整理。

通过对 2014 年和 2015 年的个人卫生支出增长率进行比较，发现 2014 年广西、广东、黑龙江、陕西、西藏、重庆、吉林的个人卫生支出增长率为负值，个人卫生支出增长缓慢，2015 年个人卫生支出增长率为负值的省份减少，只有湖南、安徽、吉林、黑龙江的增长率为负，广西、广东、陕西、西藏、重庆已经脱离个人卫生支出增长率为负值的行列，吉林、黑龙江一直处于增长缓慢状态，表明我国整体个人卫生支出状况没有好转，仍然存在较多问题。从两年来个人卫生支出增长率差值来看，差值较高位于前三的是青海、重庆和西藏，差值最高的青海省的个人卫生支出增长率在 2014 年为 0.02%，2015 年一跃成为各地区个人卫生增长率最高的地区，达到 24.65%，个人卫生支出增长率差值为 24.63%；有 15 个地区的增长率差值为负值，表明 2015 年的个人卫生支出增长率低于 2014 年，但两年来增长率减少地区还不足半数；增长率差值位于最后三位的是北京、江苏和贵州，2015 年增长率减少最多的贵州在 2014 年增长率为 17.59%，而 2015 年大幅降低，减少到 0.14%，一年内个人卫生支出增长率降低了 17.44%，个人卫生支出增长势头控制较好。

2013～2015 年人均个人卫生支出中北京、天津一直处于前两位，贵州、西藏一直处于最后两位，可见北京市和天津市人均个人卫生支出基本处于较高水平，贵州和西藏的人均个人卫生支出较少；从各地区的人均可支配收入排名来看，三年来地区人均可支配收入相对水平没有较大变动，上海市、北京、浙江、天津、江苏、广东、福建、辽宁、山东、内蒙古、重庆、湖北、湖南排名一直相对固定，位于人均可支配收入前 13 名，而河南、广西、新疆、青海、云南、贵州、甘肃、西藏则一直位于人均可支配收入的最后 8 位，人均个人卫生支出占人均可支配收入的比例在 2013 最高的吉林为 7.82%，到 2015 年已经降至 5.95%，2015 年占比最高的宁夏占比为 6.46%，在 2013 年占比为 6.16%，其人均个人卫生支出占人均可支配收入比例有所提高。2013～2015 年各地区人均个人卫生支出占人均可支配收入的比例如表 3.4 所示。

表 3.4　各地区人均个人卫生支出占人均可支配收入的比例（2013～2015 年）

省份	2013 年占比（%）	2014 年占比（%）	2015 年占比（%）
北京	3.19	3.23	3.03
天津	5.01	4.87	4.82
河北	5.53	5.12	5.11
山西	4.87	4.67	4.67
内蒙古	5.73	5.44	5.40
辽宁	4.83	4.78	4.72
吉林	7.82	6.55	5.95
黑龙江	6.60	5.93	5.30
上海	2.53	2.50	2.78
江苏	3.32	3.57	3.41
浙江	3.47	3.46	3.37
安徽	4.65	4.37	3.86
福建	2.95	3.02	3.03
江西	3.23	3.30	3.20
山东	4.32	4.04	4.06
河南	5.10	4.94	4.89
湖北	4.87	4.82	4.72
湖南	4.98	4.68	4.19
广东	3.21	2.87	2.84
广西	3.87	3.43	3.32
海南	3.39	3.58	3.84
重庆	5.22	4.49	4.66
四川	4.97	4.65	4.54
贵州	3.86	4.06	3.65

续表

省份	2013 年占比（%）	2014 年占比（%）	2015 年占比（%）
云南	4.82	4.56	4.59
西藏	1.82	1.55	1.50
陕西	7.30	6.40	6.23
甘肃	6.67	6.12	5.58
青海	5.53	4.94	5.55
宁夏	6.16	6.46	6.46
新疆	6.10	5.56	5.46

数据来源：根据 2014～2016 年《中国统计年鉴》、2015～2017 年《中国卫生和计划生育统计年鉴》计算整理。

3.2　基本公共医疗服务供给责任的确定

从我国政府卫生支出和个人卫生支出现状来看，虽然我国政府卫生支出绝对量在逐年增长，但仍存在个人卫生支出负担过重现象；将中央政府和地方政府卫生支出比重进行比较发现，地方政府是我国政府卫生支出的主体，承担着主要的政府卫生支出职责。但我国政府和个人、中央政府和地方政府供给责任到底如何确定，本节内容将通过博弈分析对三方的供给责任进行界定。

3.2.1　政府与居民的非合作博弈分析

我们知道，公共物品具有消费的非排他性和消费的非竞争性，其特征为每个人不论是否付费，都可以从公共物品中受益，同时，其成本取决于所提供的公共物品的规模水平，而与消费该公共物品的消费者数量无关，即消费者数量的增加不会导致成本的增加，而且没有人能够通过减少公共物品对他人的服务来增加公共物品对自己的服务。

古希腊哲学家亚里士多德曾断言，"凡是属于最多数人的公共事物常常是最少受人照顾的事物，人们关心自己的所有，而忽视公共的事物；

对于公共的一切，他至多只留心到其中对他个人多少有些相关的事物"。公共经济学的研究表明，当公共物品服务由政府提供时，其效率要优于由居民提供的情况。下面将通过博弈模型印证这个结论。

　　假设有三个参与者就提供或不提供某项公共物品进行博弈。选择提供公共物品的参与者将花费 1.5 个单位成本，其收益为三人提供的公共物品总量减去 1.5 个单位的成本。选择不提供公共物品的参与者成本为0，其收益为三人提供的公共物品总量。例如，当三人都选择提供时，公共物品总量为 3，每人收益为 1.5。如果三人中只有两人选择提供，则公共物品总量为 2，提供者收益为 0.5，不提供者收益为 2。收益矩阵见表 3.5。

表 3.5　　　　　　　　　　公共物品提供博弈的收益矩阵

		丙			
		提供		不提供	
		乙		乙	
		提供	不提供	提供	不提供
甲	提供	1.5, 1.5, 1.5	0.5, 2, 0.5	0.5, 0.5, 2	−0.5, 1, 1
	不提供	2, 0.5, 0.5	1, 1, −0.5	1, −0.5, 1	0, 0, 0

　　将收益矩阵分为左右两个子矩阵，在每个子矩阵中，参与人丙的策略是给定的，因此可以看作是在参与人丙选定策略的条件下，参与人甲和乙的博弈。

　　当参与人丙选择提供时，如果乙选择提供，则甲的最优选择是不提供；如果乙选择不提供，则甲的最优选择是不提供；如果甲选择提供，则乙的最优选择是不提供；如果甲选择不提供，则乙的最优选择是不提供。

　　当参与人丙选择不提供时，如果乙选择提供，则甲的最优选择是不提供；如果乙选择不提供，则甲的最优选择是不提供；如果甲选择提供，则乙的最优选择是不提供；如果甲选择不提供，则乙的最优选择是不提供。

　　可以得到画线结果如表 3.6 所示。至此，我们完成了甲与乙的博弈求解。

表 3.6   公共物品提供博弈的收益矩阵

		丙			
		提供		不提供	
		乙		乙	
		提供	不提供	提供	不提供
甲	提供	1.5, 1.5, 1.5	0.5, 2, 0.5	0.5, 0.5, 2	-0.5, 1, 1
	不提供	2, 0.5, 0.5	1, 1, -0.5	1, -0.5, 1	0, 0, 0

下面对参与人丙在两个子矩阵相同位置的单元格中的收益进行比较。当甲与乙选择同一组策略的情况下，求丙的最优策略。

如果甲和乙都选择提供，则丙的最优选择是不提供；如果甲选择提供，乙选择不提供，则丙的最优选择是不提供；如果甲选择不提供，乙选择提供，则丙的最优选择是不提供；如果甲和乙都选择不提供，则丙的最优选择仍然是不提供。

可以得到画线结果如表 3.7 所示。

表 3.7   公共物品提供博弈的收益矩阵

		丙			
		提供		不提供	
		乙		乙	
		提供	不提供	提供	不提供
甲	提供	1.5, 1.5, 1.5	0.5, 2, 0.5	0.5, 0.5, 2	-0.5, 1, 1
	不提供	2, 0.5, 0.5	1, 1, -0.5	1, -0.5, 1	0, 0, 0

由此可知，该博弈存在唯一的纳什均衡是（不提供，不提供，不提供）。这个均衡解是缺乏效率的，因为如果三人都选择提供，则每个人可以得到 1.5 个收益。这是一个理想联盟，但是它不是该博弈的纳什均衡。在没有强制的约束力的情况下，这个理想联盟是无法实现的。如果三人中两人组成联盟并且约定都选择提供，则提供者的收益均为 0.5，这好于他们都不提供的收益，此时不提供者的收益为 2，但这一约定是无法实现的。

这个三人博弈的两难问题说明，公共物品不适合由私人也就是居民提供，因为私人提供公共物品是一个劣策略。只有由具有强制力约束的地方政府出面，才能达到帕累托最优。

在充分竞争的市场下，市场调整作为基本调整，有利于根据社会需求优化资源。然而，在公共医疗服务领域，虽然它不是一个完全竞争的市场，但由于公共产品的属性，资源分配中所需要的不仅是高度效率同时也需要完全的公平性作为支撑。在纯粹的市场机制下，人人享有基本卫生服务的要求难以实现，因此，市场机制在公共医疗服务领域应当发挥基础性的调节作用，同时，政府应通过计划的手段，在卫生产业的整体宏观调控、总量控制、结构调整、规模布局等方面发挥作用，以解决重大的资源配置与利益调整问题。例如，免疫接种是一种具有正的需方外部性产品。一个个体接收免疫接种服务，在使其防止疾病感染的同时，也防止疾病从该个体传播给周围人群，其收益出现外溢。

3.2.2　地方政府与中央政府供给责任的确定

传统财政分权理论认为，分权有利于改善地方公共服务供给效率。资本、人才、技术趋向于流向能够提供更加优越的公共服务的行政区域，因此"用脚投票"机制能够促使地方政府在公共品提供的规模和种类上展开竞争，从而，吸引更多的资本、人才、技术的进入，使其供给和需求更好地匹配。Oates（1972）、Stigler（1957）和 Tresch（1981）分别从自由配置和社会福利最大化的角度、中央与地方的分工合作角度和信息优势的角度论述了分权的必要性和地方政府在提供公共品方面的优越性。

虽然我国采取了财政分权的模式，但是我国的公共服务形势依然不容乐观，上学难、看病难、住房难等难题仍然没有得到根本解决。分权制度不仅没能改善地方公共服务水平，反而造成教育、医疗、社会保障等公共服务领域发展滞后，越来越不能满足人们的需求。在当前中国财政分权的背景下，公共服务的职能主要是由地方政府承担，当出现上学难、看病难、住房难等民生难题时，我们首先想到的是与地方财政支出结构扭曲有关。学术界有成果显示，地方财政支出结构扭曲和政府职能缺失，是导致公共服务供给不足的直接原因。例如傅勇、张晏（2007）认为，中国特色的分权模式以及基于政绩考虑下的政府竞争，造就了地方政府公共支出结构"重基本建设、轻人力资本投资和公共服务"的倾向，抑制了地方基本公共服务的发展；吕炜、王伟同（2008）则通过与国际经验数据的对比，指出我国公共服务提供不足的症结在于政府责任的缺失。假定政府支出主要用于支付两种公共物品，一种是非经济性的公共服务，另一种是经济性的公共投资，显然，公共服务的供给水平受政府对两种公共物品偏好的影响。随着社会、经济的发展，中央和地方对公共服务的偏好并不是一成不变的。如果说改革开放初期，中央和地方基于同样强烈的发展经济的冲动而对公共服务的偏好相对一致，那么近年来，由于公共服务职能地方化和"晋升锦标赛"模式的激励，地方政府呈现出愈来愈明显的"为增长而竞争"（张军，2007；周黎安，2007）的现象，导致了地方政府对公共投资的偏好逐渐增强，而对公共服务的偏好越来越弱。因此，本书考虑用外商直接投资指标来反映地方政府对经济增长的重视程度，人均外商直接投资越大，说明该地区为了争取外来投资而竞争的意愿越强，从而会增强对公共投资的偏好，降低对提供公共服务的偏好。

关于对公共服务供给不足的原因的讨论，地方政府公共支出结构扭曲和政府职能缺失并不是唯一的视角，还有一些学者从中央转移支付的角度进行了分析。我们知道，地方政府提供公共服务的资金来源包括本级财政收入和中央转移支付（因地方政府有实现自身利益最大化的冲动，预算外资金用于公共服务的可能性较小，本书暂不考虑）。如果说地方政府在财政分权和"晋升锦标赛模式"（周黎安，2007）下不可避免地会发生公共品供给"重投资、轻服务"（吕炜、王伟同，2010）的倾向，那么，中央政府对地方政府的转移支付无疑是一个适当的补充。此外，我国在转轨改革进程中，存在中央和地方权责不对等的问题，事权下移的同时，却没有给地方相应的财政收入来源做保证，这无疑也对公共服务的供给和效率产生了一定的影响（吕炜，2005）。所以，从政府间权责划分这个层面来看，为改善地方公共服务水平，中央对地方的转移支付也成为必然的选择。

综上所述，我国公共服务的供给总量不足，不仅与地方财政的支出结构有关，也与现行的转移支付制度有关。换句话说，要改善公共服务的供给水平，应当同时考虑中央政府和地方政府的行为对其产生的影响。本专著以我国公共医疗服务的供给为例，利用 2009～2014 年数据构建随机效应模型，探究了转移支付和地方财政收入对基本公共服务供给的各种效应。

本书采用的回归模型如下：

$$PS_{it} = \alpha TRANS_{it} + \beta FIN_{it} + \gamma FDI_{it} + \delta X_{it} + \mu_i + \varepsilon_{it} \qquad (3-1)$$

PS 作为模型的被解释变量，代表了地方公共服务的供给水平，在这里用每万人拥有的卫生技术人员数（healservice）作为度量公共卫生服务的供给水平的变量；中央转移支付（TRANS）、地方财政收入（FIN）和外商直接投资（FDI）是模型的核心变量，在这里用各省份人均中央转移支付（pertrans）和各省份人均地方财政收入（perfin）代表中央转移支付情况和地方财政收入情况，用各地区人均 FDI（perfdi）代表地方政府对经济增长的重视程度。此外，模型还选取了控制变量，主要是人口密度（popdens）这个指标，人口密度用年末常住人口数和地区面积的比值度量，因为人口密度越大，越能够体现出公共物品供给的规模经济，从而降低供给成本。除此之外，下标 i 和 t 分别表示地区和年份，αβγδ 分别代表变量的系数或系数矩阵，μ 代表地区效应，ε 为符合经典假定的随机扰动项。

由于各个变量的数据可得性不一，本书最终选取 2009～2014 年的共计 31 个省、直辖市和自治区（不包括港澳台）的面板数据作为分析对象。所有数据均来自国家统计局网站、《中国统计年鉴》《中国财政年鉴》《中国卫生统计年鉴》和各省份的地方统计年鉴。同时，为了减少数据的异方差性，我们对所有数据进行了对数处理。

本书采用了经典的固定效应和随机效应模型进行估计，并通过 Hausman 检验判定模型的选取。回归结果如表 3.8 所示。

表 3.8　　　　　中央转移支付和地方财政收入的不同效应

解释变量	被解释变量
	每万人拥有的卫生技术人员数（healservice）
	Fixed Regression
常数项	1.146 *** (3.322)
人口密度（popdens）	−0.266 (1.466)
人均外商直接投资（perfdi）	−0.046 ** (−2.85)

续表

解释变量	被解释变量
	每万人拥有的卫生技术人员数（healservice）
	Fixed Regression
各省份人均中央转移支付（pertrans）	0.108 * （2.086）
各省份人均地方财政收入（perfin）	0.184 *** （3.583）
R – squared	0.911
Hausman P_value	0.0005

注：① $***$ 、 $**$ 、 $*$ 分别表示在 0.001、0.01、0.05 的显著性水平上显著；
②括号内数值为每个变量的 t 值。

表 3.8 的回归结果反映了中央转移支付和地方财政收入对公共医疗服务的不同影响效应。从实证结果上看，我们可以得到以下结论：

第一，地方财政收入相对中央转移支付，对公共医疗服务水平的总体贡献更大。地方财政收入的系数远大于转移支付的系数，在其他条件不变的情况下，人均中央转移支付每增加 1%，公共医疗服务水平将提高 0.108%；人均地方财政收入每增加 1%，公共医疗服务水平将提高 0.184%。后者接近前者的两倍，说明地方政府在提供地方公共医疗服务方面仍起主导作用，虽然中央政府对民生问题的重视程度与日俱增，但是地方公共医疗服务的供给主体仍然是地方政府支出。

第二，各省份人均外商直接投资一定程度上反映了地方政府对更具有经济效益的公共投资的偏好程度。人均外商直接投资越大，说明该地区为了争取外来投资而竞争的意愿越强，从而会降低对提供公共医疗服务的偏好，地方政府投资偏好的改变会影响当年的财政支出结构，从而直接决定公共医疗服务的供给水平。

第三，回归结果说明，地区间的竞争对公共医疗服务供给水平的影响是负向的，地区间的竞争越激烈，地方政府将越加重视 GDP 的增长，从而降低其提供公共服务的意愿。

第四，人口密度的系数并不显著，说明人口密度指标对公共医疗服务供给水平的影响有限。这反映出我国公共医疗服务供给总体上并未发挥出人口的规模经济，造成这种情况的原因可能在于转移支付导致的预算软约束，使得地方政府在提供公共医疗服务时没有充分的动机关注成本问题。

最重要的是，该模型论证了地方政府相对中央政府而言能够发挥好自己了解当地居民偏好的信息优势，更好地改善公共医疗服务的供给，从而实现分散化提供公共品的比较优势。

3.3　地方政府卫生支出的结构分析

博弈分析结果显示地方政府相对于中央政府能够更好地发挥信息偏好优势，对于改善公共医疗服务供给、实现公共品提供分散化更有优势。第 3.1 节中已经对政府卫生支出规模作了详细分析，因此本节就地方政府卫生支出结构现状开展进一步分析。

3.3.1　政府卫生支出的使用结构分析

对政府卫生支出按事业经费支出划分的支出结构是指政府卫生支出总额中各类事业经费支出的组合，通过对政府卫生支出事业经费支出结构的分析，我们一方面可以了解政府卫生支出的基本内容和各类支出的相对重要性，另一方面也可以了解特定时期内政府卫生支出的结构变化以及影响政府卫生支出结构的主要因素。

从事业经费支出结构来看，1998～2016 年各项经费支出基本均呈现逐年增加的趋势，尤其是从 2002 年开始，随着国内一系列医疗制度的建立与实施，政府医疗卫生支出快速增长，增长率也是大幅度提高，1999年医疗卫生服务支出增长率是 7.41%，2016 年其增长率是 13.02%，医疗卫生服务支出的增长率在 2009 年达到最大值 48.94%，1999 年医疗保障支出的增长率是 8.21%，2016 年其增长率是 11.58%，医疗保障支出的增长率在 2008 年达到最大值 64.79%。19 年来医疗卫生服务支出、医疗保障支出、行政管理事务支出、人口与计划生育事务支出规模从 1998年的 343.03 亿元、176.75 亿元、19.9 亿元、50.38 亿元分别增长到 2016 年的 5867.38 亿元、6497.20 亿元、804.31 亿元、741.42 亿元。

信毅学术文库

1998～2016 年上述四项支出的年均增长率分别为 17.55%，23.17%，23.43%，16.86%，图 3.13 给出了 1998～2016 年中国政府卫生支出分布百分比堆积图。

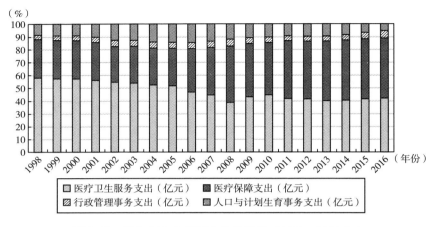

图 3.13　政府卫生支出百分比堆积图（1998～2016 年）

图 3.13 显示，尽管与其他三项支出相比，医疗卫生服务支出占政府卫生支出比重逐年减少，从 1998 年的 58.13% 降到了 2016 年的 42.18%，下降了 15.95 个百分点，但是医疗服务支出在政府卫生总支出中仍然占有较高比重，是政府卫生支出的重要组成部分。其次，医疗保障支出 2006 年之前基本没有出现较大程度上的增加或较少，2006 年开始出现连续三年较大程度增长，在 2008 年首次超过医疗服务支出在政府卫生支出中所占比重，2011 年完全超过了医疗服务支出占比，开始在政府医疗卫生支出中占据重要地位，显示政府医疗卫生支出向需求方倾斜，政府卫生政策关注重心出现从以供给方为主向需求方为主的重大转变。自 2003 年新一届政府将"以人为本"作为科学发展观的核心之后，政府工作的着力点做出了调整，将包括卫生在内的"民生"问题作为核心任务，因此在医疗保障支出上的支出比重快速增长。

图 3.14 显示，四项卫生支出在这 19 年里都出现了四次大的起伏，分别出现在 2003 年前后、2007 年前后、2009 年前后和 2015 年前后，2003 年是因为大规模爆发的非典疫情促使政府加大了在医疗卫生方面的财政投入；第二次是因为在 2007 年 10 月，中共十七大报告中首次明确提出卫生

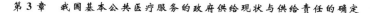

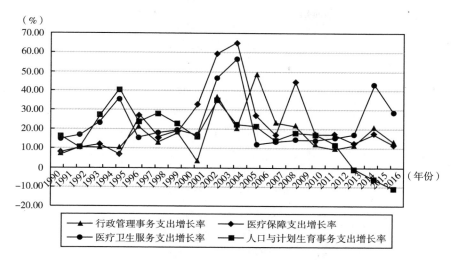

图 3.14　医疗卫生服务支出、医疗保障支出、行政管理事务支出、
人口与计划生育事务支出增长率（1990～2016 年）

医疗领域的"四大体系"，即"覆盖城乡居民的公共卫生服务体系、医疗服务体系、医疗保障体系、药品供应保障体系"，强调了政府在医疗卫生方面的重要责任，因此政府在医疗卫生支出上又出现了一个较大的上升；2009 年新一轮医改方案出台，并提出建立健全医疗保障体系，基本公共卫生服务的均等化，促成了各项卫生支出的第三次增长率变化；2015 年前后国家着手实施二孩政策，加大了医疗卫生服务、医疗保障的投入，人口与计划生育事务支出快速减少。

3.3.2　政府卫生支出的分配结构分析

中国政府医疗卫生支出主要由地方政府承担责任，各地区经济发展水平及地方财政状况的巨大差异，导致中国政府卫生支出省际、区域之间存在巨大的差异。从政府卫生支出的省际分配结构来看，表 3.9 显示，2016年各省份卫生经费占地方财政收入比重最高的省份（西藏）达到 44.86%，最低省份（上海）仅有 5.98%，前者是后者的 7.5 倍，其中卫生经费占地方财政收入比重低于 10% 的省份有 4 个，分别是北京、天津、上海、江苏，而这 4 个省份的财政收入在全国各个省份的财政收入中又位于前列，虽然财政收入较高，但这 4 个省份在医疗卫生的投入上却占有较低比重。从人均政府卫生支出看，各省份投入同样极不均衡，其中人均卫生支出最高的省份西藏为 2113.9 元，最低的辽宁仅为 701.94 元，最高者是最低者的 3 倍，人均政府卫生支出中高于 1000 元的有 16 个，其中包含了北京、天津、上海、广东、吉林、海南、内蒙古、湖北、重庆、贵州、陕西、甘肃、青海、西藏、宁夏、新疆，虽然北京、天津、上海医疗卫生支出占地方财政收入比重较低，但其人均政府医疗卫生支出是比较高的（见表3.9）。

表 3.9　　　　　　　　　　2016 年各省卫生支出情况

地区	政府卫生支出（亿元）	财政预算收入（亿元）	政府卫生支出的财政收入占比（%）	人均政府卫生支出（元）
北京	397.95	5081.26	7.83	1831.34
天津	203.23	2723.5	7.46	1301.09
河北	547.86	2849.87	19.22	733.41
山西	300.86	1557	19.32	817.11
内蒙古	284.63	2016.43	14.12	1129.48
辽宁	307.31	2200.49	13.97	701.94
吉林	273.63	1263.78	21.65	1001.21
黑龙江	280.56	1148.41	24.43	738.51
上海	383.1	6406.13	5.98	1583.06
江苏	712.77	8121.23	8.78	891.07
浙江	542.44	5301.98	10.23	970.38
安徽	480.12	2672.79	17.96	774.89
福建	377.58	2654.83	14.22	974.65
江西	438.72	2151.47	20.39	955.40
山东	790.19	5860.18	13.48	794.40
河南	778.01	3153.47	24.67	816.21
湖北	588.9	3102.06	18.98	1000.68
湖南	546.27	2697.88	20.25	800.75
广东	1121.83	10390.35	10.80	1019.94
广西	468.19	1556.27	30.08	967.73
海南	114.17	637.51	17.91	1245.04
重庆	331.18	2227.91	14.87	1086.55

续表

地区	政府卫生支出（亿元）	财政预算收入（亿元）	政府卫生支出的财政收入占比（％）	人均政府卫生支出（元）
四川	772.24	3388.85	22.79	934.69
贵州	392.51	1561.34	25.14	1104.11
云南	466.98	1812.29	25.77	978.79
西藏	69.97	155.99	44.86	2113.90
陕西	381.66	1833.99	20.81	1000.94
甘肃	273.25	786.97	34.72	1046.93
青海	103.06	238.51	43.21	1737.94
宁夏	82.03	387.66	21.16	1215.26
新疆	256.43	1298.95	19.74	1069.35

资料来源：根据《中国财政年鉴 2017》《中国统计年鉴 2017》计算整理。

从 2016 年区域分布的东、中、西、东北部分布来看，总体而言，西部地区总的医疗卫生支出占全国医疗卫生支出的比重最高，达到 44.37%，按全国四个区域平均分配来看，西部地区的医疗卫生支出占全国医疗卫生支出的比重高出平均水平 19.37%，而东北部地区总的医疗卫生支出占全国医疗卫生支出的比重最低，仅为 5.64%，低于平均水平 19.36%。西部地区各省份卫生经费占地方财政收入比重平均值较高，达到 26.44%，高于 19.58% 的全国平均水平，且西部地区各省份的占比均较高，而东部地区的卫生支出占全国医疗卫生支出的平均比重较低，仅占 11.59%，低于全国平均水平，且区域内各省份之间差异较大。

图 3.15 显示了从 2005～2016 年东、中、西、东北部各区域的人均政府卫生支出，从 2005 年以来四个地区的人均政府卫生支出都呈现出稳步上升，2009 年之前东部地区一直是人居政府卫生支出最高的地区，而 2009 年之后西部地区一跃成为人均政府卫生支出最高的区域，一直到 2016 年其人均政府卫生支出一直是四个区域中最高的。东部地区从 2005 年的人均 105.07 元增长到了 2016 年的人均 1082.25 元，年均增长 88.83 元；中部地区从 2005 年的 48.99 元增长到 2016 年的 865.94 元，年均增长 74.27 元；西部地区从 2005 年人均政府卫生支出 74.91 元增加到 2016 年的人均 1212.80 元，其人均政府卫生支出出现质的提升；东北部地区在 2009 年的

人均政府卫生支出有了一个急剧上升达到了 372.39 元，2010 年又落回了正常水平，开始稳步上升。总体来看，四个区域的人均政府卫生支出呈现出西部地区 > 东部地区 > 中部地区 > 东北部地区，东北部地区的人均政府卫生支出水平最低。

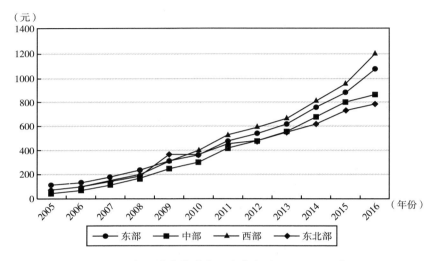

图 3.15　各区域人均政府卫生支出（2005~2016 年）

3.3.3　政府卫生支出的各级政府负担结构分析

各级政府卫生支出负担的卫生支出结构与财政体制以及各级政府的卫生事权分配情况有密切关系。对政府卫生支出的负担结构进行细致分析有利于明确各级政府的卫生支出责任，促进政府间事权与财权的匹配。本专著从中央和地方政府卫生支出的负担结构角度对政府卫生支出的负担结构进行分析。

《中国财政年鉴》显示，从 1991~2016 年，地方政府财政卫生投入从 1991 年的 141.76 亿元增长到 2016 年 13067.61 亿元，后者是前者的 92.18 倍；同期中央卫生财政投入从 8.77 亿元增长到 91.16 亿元，增长了 9.39 倍。但是中央政府卫生支出增长率一直处于较大幅度的上下波动中，其在 1999 年、2005 年、2011 年和 2015 年这 4 个年份出现了负增长率，而地方政府卫生支出增长率一直高于 7.94%，且在 2004 年之后地方政府卫生支出增长率一直高于中央政府卫生支出增长率，中央、地方卫生支出增长率变化趋势如图 3.16 所示。

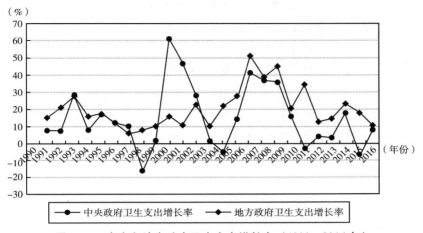

图 3.16　中央和地方政府卫生支出增长率（1990～2016 年）

从规模上看，中央与地方财政卫生投入均呈现持续快速增长的趋势。由图 3.17 可以看出，地方财政医疗卫生支出占总政府卫生支出的比重远高于中央财政医疗卫生支出占总政府卫生支出的比重，表明我国医疗卫生支出主要来自于地方政府。从中央与地方政府的卫生支出责任来看，1991～2016 年地方政府卫生支出规模与比重远高于中央政府。地方政府卫生支出占政府卫生支出的比重 26 年里一直高于 97%，2013 年以来已经达到了99%，而中央政府卫生支出占政府卫生支出的比重从 1991 年的 2.59% 下降到 2016 年的 0.69%。数据对比发现，中央财政收入水平很高，财政支出水平相对较高，但是在医疗卫生方面的财政支出水平较低；中央财政医疗卫生支出水平不仅与国家财政医疗卫生支出水平差距较大，也与中央财政收入的收入水平、支出水平不相对称，尽管中央财政收入比重、财政支出比重都呈现下降趋势，但是中央财政支出下降的幅度要大于中央财政收入下降的幅度，总体看中央财政收入仍占有较大比重，而中央财政医疗卫生支出的增长幅度要远低于国家财政医疗卫生支出的增长幅度。尽管新一轮的卫生体制改革强化了中央政府的财政投入责任，但是仍未改变地方政府的卫生投入为主的整体形势，这是中国不同地区健康投入不平衡、公共健康服务公平性低的重要原因。

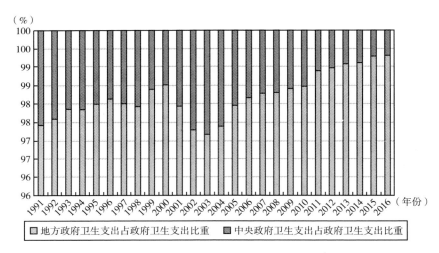

图 3.17　中央、地方政府卫生支出占全国卫生支出比重的
百分比堆积图（1991～2016 年）

3.4　本章小结

　　本章节首先对我国医疗卫生供给从政府、社会和个人三部分的绝对供给和相对供给规模现状进行分析，其次对医疗服务供给责任进行理论和实证分析，最后对政府卫生支出结构现状进行统计性描述分析。在当前医疗服务分类、医疗投入和资源配置条件下，1993～2016 年我国医疗总费用发展呈现逐年上升趋势，但是因为不同时间段相关政策的变化，其增长率却并不是持续增长的，卫生总费用增长率呈现增长—下降—增长—下降的波动趋势。人均卫生费用增长率变化趋势与卫生总费用增长率变化趋势一致，人均卫生费用增长受到卫生总费用变化的影响。虽然卫生总费用和人均卫生费用是逐年增长的，但是卫生总费用占 GDP 比重却仍然不高。

　　政府医疗卫生供给现状分析发现我国医疗卫生资源基本呈现上升态势，人民健康水平开始逐步提高。政府卫生支出绝对量逐年上升，但是在 2007 年之前政府卫生支出增长率大部分均低于财政支出增长率，2007 年以后大部分年份的政府卫生支出增长率才高于财政支出增长率，此后政府卫生支出增长率迅速回落，基本没有出现较大差距。近年来政府卫生支出占财政支出比重、政府卫生支出占 GDP 比重均出现快速增长。对 31 省区市政府卫生支出和 GDP 增长趋势、政府卫生支出增长率和 GDP 增长率的关系进行分析发现，近两年 31 省区市的政府卫生支出增长率大于其 GDP 增长率。人均政府卫生支出发展状况差距较大，各地区的政府卫生支出状况参差不齐，存在发展不平衡现象。

对社会医疗卫生供给进行分析发现，社会卫生支出总额也是逐年增长的，而社会卫生支出增长率却一直处于波动状态，尤其 2009 年之前增长率变化幅度巨大。社会卫生支出在 1990～2016 年是逐年增长的，而社会卫生支出占卫生总费用的比重基本呈现两阶段趋势，以 2001 年为节点，呈现下降—增长趋势。27 年来社会卫生支出占卫生总费用比重中有 11 年的比重增长率为负值，社会卫生支出的卫生总费用占比出现 11 年的负增长，而社会卫生支出占 GDP 比重出现了 10 年的负增长。

个人医疗卫生支出呈现出逐年增长态势，27 年来个人卫生支出规模扩大了近 49 倍，个人卫生支出负担也在加大，而个人卫生支出增长率、人均卫生支出随着医疗卫生政策和医疗体制改革不断波动，没有出现明显的发展趋势。从各地区个人卫生支出现状来看，2013 年各地区的个人卫生支出占卫生总费用的比例基本都保持在较高水平，大部分地区的个人卫生支出占比在 2014 年、2015 年都有所降低，个人卫生支出占比较高地区在逐年减少。个人卫生支出增长缓慢，但我国整体个人卫生支出状况没有好转，仍然存在较多问题。

对政府与居民的非合作博弈分析发现，三方博弈两难，私人提供公共物品是一个劣策略，公共物品不适合由私人也就是居民提供，只有由具有强制力约束的地方政府出面，才能达到帕累托最优。对地方政府与中央政府供给责任的确定分析发现，地方财政收入相对中央转移支付，对公共医疗服务水平的总体贡献更大；各省份人均外商直接投资一定程度上反映了地方政府对更具有经济效益的公共投资的偏好程度；地区间的竞争对公共医疗服务供给水平的影响是负向的，地区间的竞争越激烈，地方政府将愈加重视 GDP 的增长，从而降低其提供公共服务的意愿。地方政府相对中央政府而言能够发挥好自己了解当地居民偏好的信息优势，更好地改善公共医疗服务的供给，从而实现分散化提供公共品的比较优势。

政府卫生支出的使用结构分析发现，各项经费支出基本均呈现逐年增加的趋势，尤其是从 2002 年开始，随着国内一系列医疗制度的建立与实施，政府医疗卫生支出快速增长，增长率也是大幅度提高。政府卫生支出的分配结构分析发现，地区经济发展水平及地方财政状况的巨大差异，导致中国政府卫生支出省际、区域之间存在巨大的差异。政府卫生支出的各级政府负担结构分析发现，尽管新一轮的卫生体制改革强化了中央政府的财政投入责任，但是仍呈现地方政府的卫生投入为主的整体形势。

第4章 我国基本公共医疗服务政府供给的公平性分析

长期以来，我国政府一直致力于构建高效与平等的医疗卫生服务体系，政府为此出台的相关政策在促进公平方面也做出了积极贡献，2009年新医改提出"促进基本公共卫生服务均等化"等一系列建议。医疗卫生服务事业的发展是社会进步，经济发展和健康保障的关键，只有居民健康才能为社会创造更多的财富。公平的医疗卫生投入既是实现居民健康公平，社会服务公平的重要前提，也是我国公共卫生领域的一项基础的、长期的攻坚任务。长期有效的医疗卫生服务固然是具备公平性的，然而我国卫生总费用快速增长、不同地区卫生费用和卫生资源配置差异显著等问题依然突出，尤其是公共卫生公平性一直是国内外众多学者关注的焦点。政府卫生支出作为卫生总费用中重要组成部分，对其公平性进行研究能够为我国医疗卫生事业的可持续性发展提供建议。本章将就我国基本公共医疗服务的政府供给公平性进行探讨。

4.1 理论探讨

4.1.1 政府卫生支出公平性研究现状

国内学者从20世纪90年代前后开始对卫生服务和健康公平性进行研究，不同学者分别从不同的角度对我国医疗卫生领域的公平性进行探讨和研究。

一是大多数学者认为公平的医疗卫生服务极为重要。吴伟、于文轩等（2015）提出确保公共服务的公平性对提升政府绩效和公众信任至关重要。许慧（2009）表明我国政府卫生支出在地区公平性方面存在一定问题，这必将影响政府卫生支出的计算结果。张毓辉和郭峰（2012）提出政府在卫生投入稳步提升的同时，应当提高政府卫生资源配置的合理性和公平性。苏滨（2013）认为，不同地区地方公共卫生支出规模以及人均地方公共卫生支出规模相差很大，构建和谐社会要求我国公共卫生支出制度公平性的完善。

二是对于测量公平性方法上，张倩（2014）分别基于基尼系数和洛伦茨曲线测量某省市卫生资源的公平性，分为按地理分布和案例地分布的卫生资源公平性，在用泰尔指数测量卫生资源配置公平性时分别从总泰尔指数、区域间以及区域内泰尔指数三个角度来分析。刘波（2011）将基尼系数和泰尔指数应用于新农合的公平性研究得出：东部各省之间的新农合发展状况不协调。黄文佳（2011）通过分析地区间泰尔指数贡献率指出我国卫生资源分布的公平性指数有明显下降趋势，并且省内卫生服务发展的不平衡以及中心城区和乡镇发展的不同步都制约了我国公平性的进一步发展。

三是在测量公平性得出的结论中，程迪尔（2018）提出缩小中、东、西部各省级地区公共卫生支出基尼系数值的差异，能有效改善全国公共卫生支出的不公平现象，通过比较分析发现城乡公共卫生支出的公平性不合理。吕本友（2015）提出政府卫生支出规模，结构以及基本医疗保险的保障水平差别是医疗服务不公平的主要影响因素。温连奎（2016）对我国政府卫生支出地区公平性进行实证分析得出我国各省份政府卫生支出整体公平性提高，并且西部地区公平性改善明显，中部地区差异有一定改善。范寒英（2016）提出我国公共卫生支出总体达到比较公平的水平，并且西部地区在分配公共卫生资源上由劣势转为优势。

四是在测量我国城乡公共支出公平性上，曹景林（2008）通过城乡税收负担与公共支出利益归宿对比发现，改革开放以来政府扶持乡村的力度不断加大，公共支出城乡基尼系数下降的主要原因是政府政策以及公共支出城乡差距对城乡居民的收入差距的关系不明确。

纵观现有文献，国内学者从不同角度反映了医疗卫生公平的重要性，并且通过实证分析对此猜想进行论证。

4.1.2 公平性的内涵

公平是一种社会现象，这种现象是人与自身、人与人以及人与自然之间的一种关系表现。人类社会关系的复杂性，便使得公平内涵既复杂又丰富，并且成为学者间具有争议的一个话题。古今学者对于公平的理解往往基于不同的社会历史条件，从不同的角度、不同的逻辑层次上对其进行理解和分析，众说纷纭。根据《雅典政制》记载，梭伦改革的主要目的就是处理贵族与平民之间的矛盾，他认为公平就是不偏不倚。而亚里士多德则把公平分为绝对公平和相对公平，情况相同则应同等对待，如平等事件平等对待，而不平等情况应该不平等对待。到了近代，自由主义和平等主义各执一词，自由主义主张过程公平而平等主义主张条件公平。马克思主义则认为公平是具体的，公平指人们之间相互给予与获取大致持平的平等权利。

以上不同的学者都赋予了公平一定的意义，但是除了对于公平主观性的认识以外，公平性的定义更应该全面的被理解。公平是人们判断社会利益和价值分配合理性的尺度，是人们的特定价值取向，是人们对分配结果的主观感受，它具备一定的主观性原则、评价标准以及对待公平的观念。从实质上来说，公平的意义在于实现人与人之间的平等，公平不等于绝对平等，这不仅会对人们的生产活动积极性产生很大的负面影响，更不可能为人们所认同。平等，应当是承认一定程度的"差异"，以承认一定程度"差异"为前提，在既定差异的基础上实现的平等。

4.1.3 政府卫生支出公平性

研究政府卫生支出公平性问题，首先要确定市场职责。在对医疗卫生服务由谁来主导这一问题上，一直以来存在两种争议性观点，一种观点认为，由于市场具有外部性、垄断性等方面的无效性，所以应主要依靠政府这只"看得见的手"对医疗卫生服务进行主导；另一种观点认为，由于政府存在自身缺陷，所以应当运用市场这只"看不见的手"来调控医疗卫生服务的市场运转实际上，这两种观点所讨论的是"由谁来充当利益的分配者"以及"由谁来充当公平的维护者"问题。医疗卫生服务作为"准公共品"具有非排他性和不充分的非竞争性，介于纯公共产品以及私人物品之间，政府责无旁贷地成为医疗卫生服务的公平性维护者。政府卫生支出作为政府在医疗卫生服务领域的投入，充当起了分配任务，本书认为对政府卫生公平性进行研究极为重要。

4.2　我国政府卫生支出的区域公平性分析

本章将对政府卫生支出的全国和地区公平性、医疗卫生资源配置的区域和城乡均等化进行探讨，本节先就政府卫生支出的公平性展开分析，下一节将对卫生资源配置进行分析。

4.2.1　全国及各地区政府卫生支出现状分析

图 4.1 表明，2005～2016 年我国以及我国各地区政府卫生支出均处于增长状态，其中东部地区政府卫生支出最高，西部其次，东北地区最低。本书认为由于东部所涵盖的省份多，东北部涵盖的省份少，所以并不能以

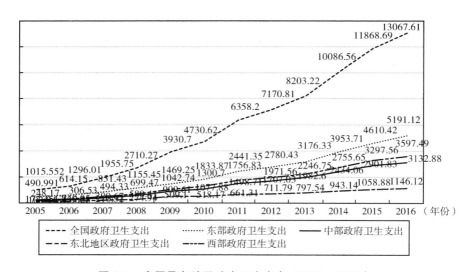

图 4.1　全国及各地区政府卫生支出（2005～2016 年）

此来证明政府卫生支出是否公平的问题，而应综合考虑人口数量，将其纳入测量政府卫生支出公平性问题中。

图 4.2 显示，2005～2016 年我国及各地区政府人均政府卫生支出，从图 4.2 中可以看出，2005～2008 年我国人均政府卫生支出最高的地区为东部地区，高于全国人均政府卫生支出，2009 年东北地区人均政府卫生支出最高，远超于我国及其余地区人均政府卫生支出。2010～2016 年这 7 年间，人均政府卫生支出最高的地区均为西部。在 2005～2014 年间人均政府卫生支出最低的地区均为中部，2015 年与 2016 这两年人均政府卫生支出最低的地区为东北部。这说明我国人均政府卫生支出的分配是不均的。

信毅学术文库

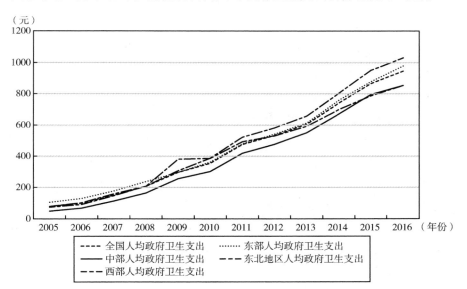

图 4.2　全国及各地区人均政府卫生支出（2005～2016 年）

4.2.2　研究方法

本书在大量阅读文献的基础上，运用 Excel 以及 Stata 软件对我国政府卫生支出的公平性进行实证研究。

（1）基尼系数。

基尼系数是经济学中用来衡量公平程度的常用指标，基尼系数的取值在 0～1，该数值越大说明政府卫生支出分配越不平等，基尼系数等于 0

说明政府卫生支出分配绝对平等，基尼系数等于 1 说明政府卫生支出分配绝对不平等。一般认为基尼系数在 0.2 以下该项指标为绝对平等，在 0.2~0.3 表示该项指标比较平等，在 0.3~0.4 该项指标分配较为合理，在 0.4~0.6 差距较大，在 0.6 以上该项指标分配差距悬殊，即极度不公平。

基尼系数计算公式如下：

$$G = 1 + \sum Y_i P_i - 2 \sum \left(\sum P_i \right) Y_i \qquad (4-1)$$

其中，G 代表基尼系数，Y_i 代表 i 省政府卫生支出占全国政府卫生支出的比例，P_i 表示 i 省人口数占全国人口数比例，$\left(\sum P_i \right)$ 表示累计到第 i 组的人口总数占全国人口数比例。

（2）泰尔指数。

泰尔指数（Theil index）也广泛应用于公平性的测量当中，其方法可以对指标进行内部分解，不同于基尼系数原理，泰尔指数是将各地区政府卫生支出均值与全国政府卫生支出均值的差距进行比较，若各地区政府卫生支出均值与全国政府卫生支出均值差距较小，则说明支出分配是公平的，当部分地区的政府卫生支出均值与全国政府卫生支出均值差异较大，则说明支出分配是不公平的。将各地区政府卫生支出均值与全国政府卫生支出均值进行比较，若差异越大则说明支出分配越不公平。泰尔指数计算公式如下：

$$T_{total} = \sum Y_i^n \log \frac{Y_i^n}{P_i^n} \qquad (4-2)$$

$$T_{total} = T_{intra} + T_{inter} \qquad (4-3)$$

$$T_{intra} = \sum Y_k^n \log \frac{Y_k^n}{P_k^n} \qquad (4-4)$$

$$T_{inter} = \sum Y_k^n T_g \qquad (4-5)$$

$$T_g = \sum Y_i^k \log \frac{Y_i^k}{P_i^k} \qquad (4-6)$$

其中，T_{total} 为总泰尔指数，T_{inter} 为组内泰尔指数，T_{intra} 为组间泰尔指数，T_g 为区域内差异；Y_i^n 表示的是各地区政府卫生支出占全国政府卫生支出比重，P_i^n 表示的是各地区人口占全国总人口比重，Y_k^n 表示的是区域政府卫生支出占全国政府卫生支出比重，P_k^n 表示的是区域人口占全国总人口比重，Y_i^k 表示的是各地区政府卫生支出占该区域政府卫生支出比重，P_i^k 表示的是各地区人口占该区域人口比重。

其中贡献率公式为：

$$区域内差异贡献率 = \frac{T_{inter}}{T_{total}} \qquad (4-7)$$

$$区域间差异贡献率 = \frac{T_{intra}}{T_{total}} \qquad (4-8)$$

$$各地区对区域内差异贡献率 = Y_i^k \times T_g$$

4.2.3　基于基尼系数和泰尔指数的公平性分析

（1）基于基尼系数的公平性分析。

本专著先采用较为常用的基尼系数法，测量我国政府卫生支出的公平性，其结果如下：

表 4.1　　我国政府卫生支出基尼系数（2005～2016 年）

指标＼年份	2005	2006	2007	2008	2009	2010	2011	2012	2013	2014	2015	2016
基尼系数	0.258	0.239	0.199	0.166	0.146	0.129	0.107	0.100	0.094	0.091	0.095	0.103

从表 4.1 中可以看出，2005～2014 年我国政府卫生支出基尼系数逐渐减小，由 2005 年的 0.258 减小到 2014 年的 0.091，且在 2005～2010 年基尼系数减小幅度较 2011～2015 年间减小幅度大，在 2015 年及 2016 年我国政府卫生支出基尼系数略微提高。纵观我国政府卫生支出基尼系数，表明我国政府卫生支出在 2005 年以及 2006 年较为公平，在 2007～2016 年绝对公平。

（2）基于泰尔指数的公平性分析。

由于基尼系数无法比较我国各个区域政府卫生支出公平性，本书继续使用泰尔指数反映我国及各地区政府卫生支出公平性。

根据表 4.2 我们可以发现，我国政府卫生支出总泰尔指数除了 2015 年及 2016 年略微上升，总体来说呈下降趋势，总泰尔指数由 2005 年的

0.0629 下降至 2016 年的 0.009，说明我政府卫生支出分配的公平性近年来有所改善。我国政府卫生支出区域内泰尔指数大于区域间差异，并且区域内泰尔指数贡献率大于区域间泰尔指数贡献率，说明我国政府卫生支出区域内不公平程度大于区域间不公平程度并且我国政府卫生支出公平性受到区域内影响大于区域间影响。其中区域内差异贡献率 2005 ~ 2013 年逐年递增，由 2005 年的 71.46% 增长到 2013 年的 89.19%，增长了 18% 左右，在 2013 年至 2016 年下降了约 4%，由 2013 年的 89.19% 下降至 2016 年的 85.04%，相反的是区域间差异贡献率 2005 ~ 2013 年逐年递减，由 2005 年的 28.54% 下降至 2013 年的 10.81%，2013 ~ 2016 区域间贡献率逐年上升，由 2013 年的 10.81% 上升至 2016 年的 14.60%。

表 4.2　我国区域内、区域间泰尔指数分解结果（2005 ~ 2016 年）

年份	总差异	区域内差异		区域间差异	
	Ttotal	Tinter	贡献率（%）	Tintra	贡献率（%）
2005	0.0629	0.0449	71.46	0.0179	28.54
2006	0.0571	0.0435	76.27	0.0135	23.73
2007	0.0445	0.0381	85.67	0.0064	14.33
2008	0.0324	0.0280	86.55	0.0044	13.45
2009	0.0204	0.0176	85.96	0.0029	14.04
2010	0.0168	0.0148	88.12	0.0020	11.88
2011	0.0113	0.0100	87.92	0.0014	12.08
2012	0.0102	0.0090	88.67	0.0012	11.33
2013	0.0087	0.0077	89.19	0.0009	10.81
2014	0.0078	0.0068	87.08	0.0010	12.92
2015	0.0081	0.0070	86.17	0.0011	13.83
2016	0.0090	0.0077	85.40	0.0013	14.60

　　由于我国政府卫生支出的公平性主要受到区域内差异影响，本书进一步对区域内差异进行分解，观测我国四大经济区域泰尔指数及其贡献率。

　　从表 4.3 可以看到 2005 ~ 2016 年我国政府卫生支出区域内差异分解情况，其中东部、西部以及中部区域差异呈逐年下降趋势，东北地区政府卫生支出分配差异呈上升趋势。说明东部、西部以及中部内各省份之间的公平性逐年提高，而东北地区内各省份政府卫生支出公平性有所下降。东部对我国政府卫生支出区域内贡献率最大，说明我国政府卫生支出区域内差异主要受东部地区差异影响。而 2005 ~ 2009 年对我国政府卫生支出区域内公平性最小的地区为东北地区，其泰尔指数贡献率在 2005 ~ 2009 年最低，2010 ~ 2016 年对我国政府卫生支出区域内公平性影响最小的地区为中部，其泰尔指数贡献率最小。

表 4.3　　　　　　　我国四大经济区域泰尔指数及其贡献率

年份	东部差异		中部差异		东北地区差异		西部差异	
	T_g	贡献率（%）	T_g	贡献率（%）	T_g	贡献率（%）	T_g	贡献率（%）
2005	0.0751	80.75	0.0126	4.76	0.0008	0.19	0.0263	14.29
2006	0.0758	82.58	0.0089	3.80	0.0011	0.27	0.0246	13.34
2007	0.0711	81.26	0.0049	2.61	0.0010	0.27	0.0239	15.86
2008	0.0560	85.24	0.0030	2.26	0.0022	0.80	0.0127	11.69
2009	0.0391	83.13	0.0012	1.63	0.0007	0.55	0.0097	14.69
2010	0.0300	78.47	0.0009	1.45	0.0039	2.92	0.0092	17.16
2011	0.0200	76.90	0.0012	2.73	0.0069	7.24	0.0047	13.13
2012	0.0175	75.24	0.0009	2.44	0.0077	8.44	0.0046	13.88
2013	0.0147	73.43	0.0007	2.22	0.0071	8.97	0.0043	15.39
2014	0.0126	72.93	0.0007	2.55	0.0054	7.40	0.0043	17.12
2015	0.0121	66.77	0.0011	3.74	0.0071	9.05	0.0052	20.45
2016	0.0134	69.13	0.0020	6.16	0.0087	9.85	0.0042	14.86

4.3　我国医疗卫生资源配置的区域—城乡公平性分析

前一节运用基尼系数、泰尔指数对政府卫生支出的区域公平性进行分析，基尼系数结果表明我国政府卫生支出在 2005 年以及 2006 年较为公平，在 2007 ~ 2016 年绝对公平。泰尔指数显示我政府卫生支出分配的公平性近年来有所改善，政府卫生支出区域内不公平程度大于区域间不公平程度并且我国政府卫生支出公平性受到区域内影响大于区域间影响。东部、西部以及中部内各省份之间的公平性逐年提高，而东北地区内各省份政府卫生支出公平性有所下降。接下来本专著将进一步采用双变量泰尔指数对医疗卫生资源的配置公平性进行探讨。

4.3.1　研究方法和指标数据说明

（1）研究方法。

本部分综合运用了层级分解和水平分解的双变量泰尔指数方法对医疗卫生资源配置公平性进行分析。层级分解是分别针对地区和城乡两个维度分别按层级顺序进行二阶分解，这样不仅能反映整体配置水平，还能反映地区—城乡二维指标的公平性；相对于层级分解，水平分解没有变量分解的先后顺序，每个变量的地位平等，便于清楚揭示变量间的交互作用对配置公平的影响。

（2）指标选取及数据说明。

医疗卫生资源是指在一定社会经济条件下，社会对卫生部门提供人力、物力、财力的总称。政府在医疗卫生事业领域财政投入的直接产出是卫生人力资源和物力资源的增加，因此本书仅分析我国卫生人力资源和物力资源配置的公平性。卫生人力资源一般包括专业卫生人员（卫生技术人员、管理人员和工勤技能人员）、乡村医生和卫生员、其他技术人员。本部分选取每万人口医疗卫生人员数作为代表性指标。卫生物力资源在一定程度上反映一段时间内人们可利用的基础卫生资源。本部分选取每万人口卫生机构床位数作为代表性指标。本书选择全国 31 个省（自治区、直辖市）为基本研究单位（不包括港澳台地区），按东部、中部、西部和东北部进行地区分组。医疗卫生人员数据来源于 2006～2016 年《中国卫生统计年鉴》，卫生机构床位数据来源于 2006～2016 年《中国统计年鉴》。

因为泰尔指数具有可分解性，不仅可以反映整体的医疗卫生资源配置的公平性，还能对地区和城乡进一步分解，反映地区－城乡二维指标的公平性，所以接下来采用地区－城乡双变量进行分析，具体指标如表 4.4 所示。

表 4.4　　　　　　　　　　　双变量泰尔指数分解指标说明

符号	含义
Y	卫生机构卫生人员数（床位数）
N	人口数
YP	平均人口卫生人员（床位）
r	地区分组（东、中、西、东北）
u	城乡分组（城市、农村）
i	省份（i=1，2，…，31）
Tbr	地区间人员（床位）配置不均等
Tbu	城乡之间人员（床位）配置不均等
Twr	省际人员（床位）配置不均等
Twu	城乡内部人员（床位）配置不均等
Twr. bu	省际城乡间人员（床位）配置不均等
Twu. br	城乡内各地区间人员（床位）配置不均等
Tw(ru)	省际城乡内部人员（床位）配置不均等
Tw(ur)	城乡内各省之间人员（床位）配置不均等
Ti(ru)	地区、城乡交互泰尔指数值

4.3.2　泰尔指数层级分解和水平分解实证过程

（1）地区维度优先的 Theil – T 指数的层级分解。

地区维度优先的双变量层级分解就是在对医疗卫生资源的公平性进行双变量层级考察时，用泰尔指数表示的全部不均等指标首先以地区为维度进行分解。第一层分解为地区之间的不均等和地区内不均等，第二层分解将地区内不均等分解为省际城乡之间的不均等和省际城乡内不均等。据此，地区维度优先的泰尔指数可以分解为：

$$T = T_{br} + T_{wr} = T_{br} + T_{wr\cdot bu} + T_{w(ru)} = \sum_r \frac{Y_r}{Y}\log\frac{Y_r/Y}{N_r/N} + \sum_r \frac{Y_r}{Y}\left(\sum_u \frac{Y_{ru}}{Y_r}\right.$$

$$\left.\log\frac{Y_{ru}/Y_r}{N_{ru}/N_r}\right) + \sum_r\sum_u \frac{Y_{ru}}{Y}\left(\sum_i \frac{Y_{rui}}{Y_{ru}}\log\frac{Y_{rui}/Y_{ru}}{N_{rui}/N_{ru}}\right) = \sum_r \frac{Y_r}{Y}\log\frac{Y_r/N_r}{Y/N} + \sum_r \frac{Y_r}{Y}$$

$$\left(\sum_u \frac{Y_{ru}}{Y_r} \log \frac{Y_{ru}/N_{ru}}{Y_r/N_r} \right) + \sum_r \sum_u \frac{Y_{ru}}{Y} \left(\sum_i \frac{Y_{rui}}{Y_{ru}} \log \frac{Y_{rui}/N_{rui}}{Y_{ru}/N_{ru}} \right) = \sum_r \frac{Y_r}{Y} \log \frac{YP_r}{YP} +$$

$$\sum_r \frac{Y_r}{Y} \left(\sum_u \frac{Y_{ru}}{Y_r} \log \frac{YP_{ru}}{YP_r} \right) + \sum_r \sum_u \frac{Y_{ru}}{Y} \left(\sum_i \frac{Y_{rui}}{Y_{ru}} \log \frac{YP_{rui}}{YP_{ru}} \right) \qquad (4-9)$$

通过 2005~2015 年的各省份、各地区的卫生人员数和人口数计算求得各省份、各地区和城乡人均卫生人员数分别代入地区维度优先分解的层级分解公式，计算求得 Theil-T 指数地区维度优先分解的层级分解结果如表4.5 所示。从图 4.3 中我们看到，总体 T 值从 2005~2009 年有一个平缓下降，从 0.06446 下降到 0.05462，2009~2010 年迅速下降到 0.01867，下降了 65.82%（2009 年国家进行了新一轮的医疗体制改革，这一年来公平性急剧提高），下降持续到 2011 年，此后开始回升，2005~2011 年的下降表明配置公平性逐年提高；总体 T 值从 2011~2015 年逐年上升，从 2011 年的 0.01487 上升到 2015 年的 0.22435，上升了约 15 倍，表明 2011 年以来我国的医疗卫生资源分配公平性又在逐年下降。将 T 值按地区分解可以发现，地区间差距和地区内省际间差距从 2005 年到 2015 年均出现了先下降后上升的现象，说明我国医疗卫生资源的地区间分配和地区内省际间分配的公平性在 2005 年以来均出现先提高后下降的情况，且地区内省际差距占总体差距的比例基本均在 90% 以上，地区内省际差异远大于地区间差异。省

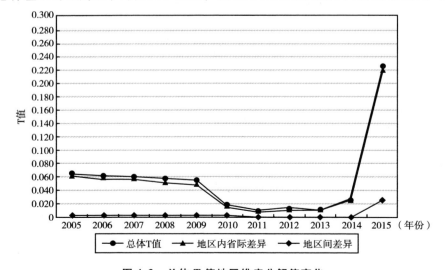

图 4.3　总体 T 值地区维度分解值变化

际差异与区间差距的变化趋势可以直观地从图 4.3 中看到。

再从区间差距的内部构成进行考察。在区间差距中，表 4.5 中列出了计算区间差距 T 值过程中的东部、中部、西部和东北部 4 个地区人均卫生人员数偏离平均值的加权对数值。本书研究的整个时间范围内东部和东北部在 2015 年以前均呈现正值，表明东部和东北部地区在卫生人员数的配置 2015 年以前处于有利地位，其享有的卫生人员数份额大于其人口所占份额，即人均卫生人员数高于全国平均水平；西部基本整体呈现负值，在 2015 年变为正值，说明西部地区在卫生人员数的配置中处于不利地位，其享有的卫生人员数份额小于其人口所占份额，即人均卫生人员数低于全国平均水平；中部地区在 2009 年之前之后为负值，表明中部人均卫生人员数配置 2009 年之前之后均低于全国平均水平。在 4 个地区中，东部地区虽然从 2010 年的 0.01320 上升到 2015 年的 0.01549，但其人均卫生人员数水平最高；西部地区的配置水平最低，其加权对数值从 2005 年的 - 0.06127 上升到 2014 年的 - 0.00123。

在层级分解的地区内差距分解中，再以城乡为维度进行二阶分解。总体来看，2005 ~ 2015 年地区内省际 T 值主要受省际城乡间差距影响，呈现先下降后上升的趋势，虽然省际城乡内部差距在 2010 ~ 2011 年中占有较大比重，但历年来省际城乡间差距的贡献远高于省际城乡内差距。具体来看，各个地区不管是城乡间差距还是城乡内差距都在 2009 ~ 2010 年出现一个大的转折，基本都出现一个大幅度的提高或下降；且东部地区和东北部地区、中部和西部的变化趋势基本一致；东部地区出现了明显特征，即东部地区城乡间差距和城乡内部差距，与全国其他地区所表现出的差距相比相对较高。2012 年东部地区的城乡间差距占城乡间差距、东部城市内差距占城市内部差距、东部农村内部差距占农村内部差距分别为 54.33%、78.30%、55.02%，均超过了其他地区占比之和。

（2）维度优先的 Theil – T 指数层级分解。

地区维度优先的 Theil – T 分解的结果清楚地显示：各地区之间、各地区内部以及各地区城乡之间所拥有的卫生人员配置表现得较为不均等（如图 4.4 所示）。

然而这种方法也有其缺点，全国城乡之间和城乡内部、城乡内部省际间和城乡—地区内的配置不均等程度并不能通过此方法测度出来。因而，

表 4.5　地区维度优先的医疗卫生人员配置泰尔指数层级分解测算

	2005 年	2006 年	2007 年	2008 年	2009 年	2010 年	2011 年	2012 年	2013 年	2014 年	2015 年
T	0.06446	0.06157	0.06089	0.05645	0.05462	0.01867	0.01487	0.01584	0.01559	0.02330	0.22435
T_{br}	0.00371	0.00413	0.00350	0.00324	0.00366	0.00058	0.00055	0.00030	0.00030	0.00026	0.02501
加权对数值（东部）	0.02864	0.03648	0.03824	0.03992	0.02585	0.01320	0.01685	0.01295	0.01652	0.01549	(0.11734)
加权对数值（中部）	(0.02358)	(0.02473)	(0.02945)	(0.02596)	0.04112	(0.01651)	(0.01730)	(0.01370)	(0.02173)	(0.02284)	0.03298
加权对数值（西部）	(0.06127)	(0.06991)	(0.06260)	(0.06345)	(0.09027)	(0.02100)	(0.02184)	(0.01569)	(0.00720)	(0.00123)	0.15993
加权对数值（东北部）	0.12959	0.12433	0.10874	0.09675	0.05714	0.05315	0.04342	0.03118	0.01380	0.00266	(0.44034)
T_{wr}	0.06075	0.05744	0.05739	0.05321	0.05096	0.01808	0.01432	0.01553	0.01529	0.02304	0.19934
$T_{wr,bu}$	0.05223	0.04947	0.04935	0.04531	0.02494	0.00393	0.00513	0.00589	0.00679	0.00722	0.00574
东部城乡间	0.02293	0.02252	0.02321	0.02252	0.01362	0.00224	0.00261	0.00320	0.00273	0.00260	0.00125
中部城乡间	0.01116	0.00987	0.00910	0.00770	0.00304	0.00103	0.00167	0.00161	0.00259	0.00287	0.00250
西部城乡间	0.01202	0.01098	0.01085	0.00955	0.00436	0.00049	0.00058	0.00074	0.00113	0.00144	0.00017
东北部城乡之间	0.00612	0.00609	0.00620	0.00554	0.00392	0.00017	0.00027	0.00033	0.00034	0.00031	0.00182
$T_{w(ru)}$	0.00852	0.00797	0.00804	0.00791	0.02602	0.01416	0.00919	0.00965	0.00851	0.01582	0.19360
城市内部	0.00572	0.00554	0.00572	0.00546	0.00926	0.00619	0.00600	0.00636	0.00506	0.00928	0.09120
东部城市内部	0.00319	0.00291	0.00329	0.00313	0.00183	0.00485	0.00463	0.00498	0.00381	0.00682	0.03319
中部城市内部	0.00120	0.00123	0.00116	0.00114	0.00483	0.00054	0.00049	0.00055	0.00040	0.00070	0.00681
西部城市内部	0.00107	0.00109	0.00109	0.00101	0.00252	0.00067	0.00077	0.00072	0.00074	0.00161	0.05065
东北部城市内部	0.00026	0.00031	0.00018	0.00018	0.00008	0.00013	0.00010	0.00011	0.00011	0.00016	0.00055
农村内部	0.00280	0.00243	0.00232	0.00244	0.01676	0.00796	0.00319	0.00329	0.00345	0.00653	0.10239

续表

	2005 年	2006 年	2007 年	2008 年	2009 年	2010 年	2011 年	2012 年	2013 年	2014 年	2015 年
东部农村内部	0.00078	0.00064	0.00066	0.00072	0.00116	0.00127	0.00149	0.00181	0.00196	0.00386	0.03628
中部农村内部	0.00083	0.00074	0.00059	0.00066	0.01409	0.00050	0.00042	0.00035	0.00042	0.00090	0.01250
西部农村内部	0.00114	0.00100	0.00102	0.00102	0.00148	0.00616	0.00124	0.00109	0.00104	0.00171	0.05082
东北部农村内部	0.00005	0.00005	0.00005	0.00005	0.00003	0.00004	0.00004	0.00004	0.00003	0.00006	0.00279
T_{br} 占 T 比重（%）	5.76	6.71	5.75	5.74	6.70	3.12	3.70	1.91	1.91	1.13	11.15
T_{wr} 占 T 比重（%）	94.24	93.29	94.25	94.26	93.30	96.88	96.30	98.09	98.09	98.87	88.85
$T_{wr,bu}$ 占 T 比重（%）	81.03	80.34	81.05	80.26	45.66	21.03	34.52	37.17	43.53	30.99	2.56
$T_{w(m)}$ 占 T 比重（%）	13.21	3.95	13.20	14.00	47.64	75.84	61.78	60.93	54.56	67.87	86.29

注：（·）代表括号内数值乘以 -1。

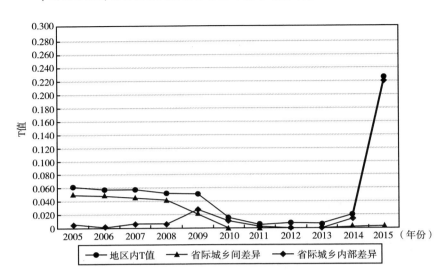

图 4.4　地区内 T 值的城乡维度分解值变化

本书认为可以通过对城乡维度优先的 Theil – T 指数分解进而对上述问题作进行进一步分析。城乡维度优先的双变量层级分解，指的是通过运用泰尔指数法对医疗卫生资源进行双变量层级考察时，第一个层次先分解为城乡间不均等和城乡内不均等，第二个层次将城乡内不均等分解为城乡地区间不均等和城乡省际间不均等。据此，城乡维度优先的泰尔指数可以分解为：

$$T = T_{bu} + T_{wu} = T_{bu} + T_{wu \cdot br} + T_{w(ur)} = \sum_{u} \frac{Y_u}{Y} \log \frac{Y_u/Y}{N_u/N} + \sum_{u} \frac{Y_u}{Y} \left(\sum_{r} \frac{Y_{ur}}{Y_u} \right.$$

$$\left. \log \frac{Y_{ur}/Y_u}{N_{ur}/N_u} \right) + \sum_{u} \sum_{r} \frac{Y_{ur}}{Y} \left(\sum_{i} \frac{Y_{uri}}{Y_{ur}} \log \frac{Y_{uri}/Y_{ur}}{N_{uri}/N_{ur}} \right) = \sum_{u} \frac{Y_u}{Y} \log \frac{Y_u/N_u}{Y/N} + \sum_{u} \frac{Y_u}{Y}$$

$$\left(\sum_{r} \frac{Y_{ur}}{Y_u} \log \frac{Y_{ur}/N_{ur}}{Y_u/N_u} \right) + \sum_{u} \sum_{r} \frac{Y_{ur}}{Y} \left(\sum_{i} \frac{Y_{uri}}{Y_{ur}} \log \frac{Y_{uri}/N_{uri}}{Y_{ur}/N_{ur}} \right) = \sum_{u} \frac{Y_u}{Y} \log \frac{YP_u}{YP} +$$

$$\sum_{u} \frac{Y_u}{Y} \left(\sum_{r} \frac{Y_{ur}}{Y_u} \log \frac{YP_{ur}}{YP_u} \right) + \sum_{u} \sum_{r} \frac{Y_{ur}}{Y} \left(\sum_{i} \frac{Y_{uri}}{Y_{ur}} \log \frac{YP_{uri}}{YP_{ur}} \right) \qquad (4-10)$$

通过 2005 ~ 2015 年的各省份、各区域的卫生人员数和人口数计算求得各省份、各地区和城乡人均卫生人员数分别代入城乡维度优先的层级分解测算公式，计算求得 Theil – T 指数城乡维度优先分解的层级分解结果如表4.6 所示。

表 4.6　城乡维度优先的卫生人员配置泰尔指数层级分解测算

	2005 年	2006 年	2007 年	2008 年	2009 年	2010 年	2011 年	2012 年	2013 年	2014 年	2015 年
T	0.06446	0.06157	0.06089	0.05645	0.05462	0.01867	0.01487	0.01584	0.01559	0.02330	0.22435
T_{bu}	0.05443	0.05187	0.05117	0.04667	0.02453	0.00326	0.00431	0.00513	0.00606	0.00655	0.00640
加权对数值（城市）	0.19641	0.18815	0.18322	0.17261	0.12978	(0.05596)	(0.06357)	(0.06776)	(0.07252)	(0.07401)	(0.07120)
加权对数值（农村）	(0.25117)	(0.25032)	(0.25445)	(0.24613)	(0.16823)	0.05074	0.05911	0.06588	0.07270	0.07703	0.07801
T_{wu}	0.01003	0.00971	0.00972	0.00978	0.03009	0.01541	0.01056	0.01071	0.00953	0.01675	0.21795
$T_{wu,br}$	0.00151	0.00174	0.00168	0.00188	0.00407	0.00125	0.00137	0.00106	0.00103	0.00093	0.02435
城市内部各地区间	0.00108	0.00137	0.00127	0.00136	0.00179	0.00045	0.00049	0.00028	0.00060	0.00067	0.01731
农村内部各地区间	0.00043	0.00036	0.00041	0.00052	0.00228	0.00080	0.00089	0.00079	0.00043	0.00026	0.00704
$T_{w(ur)}=T_{w(ru)}$（同上表，分项值略）	0.00852	0.00797	0.00804	0.00791	0.02602	0.01416	0.00919	0.00965	0.00851	0.01582	0.19360
T_{bu} 占 T 比重（%）	84.44	84.24	84.04	82.67	44.92	17.46	28.98	32.37	38.85	28.13	2.85
T_{wu} 占 T 比重（%）	15.56	15.76	15.96	17.33	55.08	82.54	71.02	67.63	61.15	71.87	97.15
$T_{wu,br}$ 占 T 比重（%）	2.35	2.82	2.75	3.32	7.45	6.70	9.24	6.71	6.58	4.00	10.85
$T_{w(ur)}$ 占 T 比重（%）	13.21	12.94	13.20	14.00	47.64	75.84	61.78	60.93	54.56	67.87	86.29

注：（·）代表括号内数值乘以 −1。

从表 4.6 中我们看到，城乡维度优先的总体 T 值与地区维度优先的总体 T 值相同。城乡维度进行一阶分解后得到的城乡间与城乡内部 T 值的比较结果显示，总体来看 2005～2010 年总体 T 值主要受城乡间差异影响，从 2005 年的 0.06446 下降到 2010 年的 0.01867，2011 年以后城乡内差异对总体 T 值的贡献值远高于城乡间，总体 T 值与城乡内差异变化一致，呈现出逐年上升的趋势，从 2011 年的 0.01487 增长到 2015 年的 0.22435，城乡内部 T 值在 2015 年出现的大幅度增加导致了总体 T 值在 2015 年的大幅提高。两者之间的趋势可由图 4.5 直观表示。

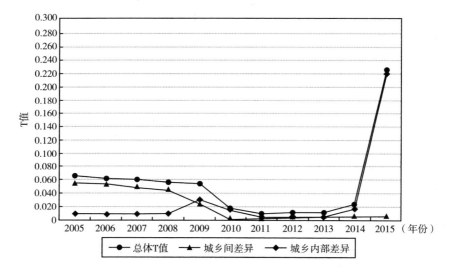

图 4.5　总体 T 值的城乡维度分解值变化

再从二阶分解来看城乡之间差距和城乡内部地区差距的构成结构。在城乡间差距的构成中，2005～2009 年城市分项值为正，而农村分项值为负，说明城市在卫生人员数的分配中占据有利地位，人均卫生人员数占有比例高于全国平均水平，农村人均卫生人员数占有比例低于全国平均水平；而 2010 年之后则相反，城市中人均卫生人员数占有比例低于全国平均水平，农村人均卫生人员数占有比例高于全国平均水平（说明 2009 年"新医改"实施取得了一定成效，农村卫生资源配置水平有所提高）。在城乡内各地区间与各省间的差距构成中，各省之间差距远远高于城乡内地区间差距，地区内省际 T 值完全由城乡内省际间差距决定。

从表 4.6 中进一步对城乡内各地区间的差距进行分析，2005～2009 年城乡区域内泰尔指数占总泰尔指数的比例从 13.21% 上升到 47.64%，2009～2010 年有了一个大幅度的增加，从 2009 年的 47.64% 一跃上升到 75.84%，一年内增加了 28.2%。随后几年虽有所下降，但所占比重均高于 50%；城乡区域间泰尔指数占总泰尔指数的比重与前者发展趋势一致，但其对总体 T 值的贡献率远低于城乡省际间差距的贡献率，城乡内 T 值变化趋势与城乡地区内完全一致。具体情形如图 4.6 所示。

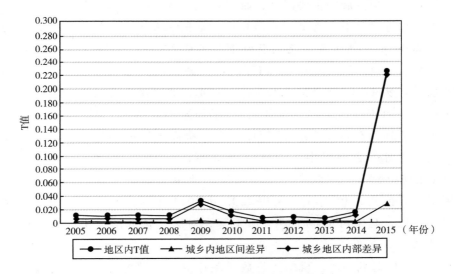

图 4.6　城乡内 T 值的地区维度分解值变化

（3）无维度优先的泰尔指数水平分解。

无维度优先的泰尔指数水平分解中变量没有先后分解顺序，变量间地位平等，分解项包括各个变量的单独影响、变量间的交互影响以及与分解变量无关的其他因素产生的影响。将泰尔指数按水平方式进行分解可以得到 4 个部分：

$$T = T_{br} + T_{bu} + T_{w(ru)} + T_{i(ru)} \tag{4-11}$$

$T_{i(ru)}$ 是水平分解法得到的一个特殊项，它反映了地区和城乡的交互作用，根据泰尔指数公式含义，$T_{i(ru)}$ 可以写成：

$$T_{i(ru)} = \sum_r \sum_u \frac{Y_{ru}}{Y} \log \frac{\sigma_{Y_{ru}}}{\sigma_{N_{ru}}}$$

$$\sigma_{Y_{ru}} = \frac{Y_{ru}/Y}{(Y_r/Y)(Y_u/Y)}, \sigma_{N_{ru}} = \frac{N_{ru}/N}{(N_r/N)(N_u/N)} \qquad (4-12)$$

城乡和地区同时进行的无维度优先分解测算的泰尔指数结果如表4.7及图4.7所示。从图表中可以看出，2009年以前（包括2009年）反映城乡间配置不均等的泰尔指数值（Tbu）在四项指数中占有明显优势，而2009年之后反映地区－城乡内部（Tw（ru））不均等的泰尔指数占据明显优势，这说明2009年以前城乡间卫生人员配置不均等是卫生人员配置非均衡发展的主要因素，而2009年之后地区－城乡内部卫生人员配置不均等成为卫生人员配置非均衡发展的主要因素。城乡间配置不均等在2009年"新医改"之后急剧下降，从2009年的44.92%直接降到17.46%，而地区－城乡内不均等则在"新医改"之后出现了一个跳跃式增长，从47.64%直接上升到75.84%，此后虽然有所降低，但始终保持了一个较高水平，在地区之间（Tbr）不均等中，Tbr所占比例几年来始终保持在低于10%的较低水平，所以地区间不均等对医疗资源配置不均等的影响很小。2005~2008年，Ti（ru）为负，表明Tbr与Tbu之间由交叠，因此产生的不均等不能单独归结为地区因素或城乡因素，其值从2005年的－0.002202到2015年的－0.000657，与其他三项相比，其绝对值很小并有所下降，对医疗资源的公平配置影响微乎其微。

本书同时利用医疗机构床位数对医疗卫生资源配置进行了双变量泰尔指数的测算，其实证结果的变化趋势与卫生人员数的测算基本一致。在医疗机构床位数层级分解和水平分解的泰尔指数测算中，2005~2014年医疗机构床位数和卫生人员数的测算结果的数值变化趋势一致，两者的差异在于卫生人员数的测算结果中，其总体T值、地区内T值、城乡内T值在2014~2015年相比医疗机构床位数的测算结果有一个比较大幅度的增加，表明卫生人员数的配置在2014~2015年出现明显的不公平性趋势，而医疗机构床位数的配置在2015年没有出现这种情况。尽管两者的测算结果在变化幅度上有微小差异，但足以说明两份数据的实证结果是一致的。限于篇幅，医疗机构床位数的测算过程不再赘述。

表 4.7　卫生人员配置水平分解泰尔指数

	2005 年		2006 年		2007 年		2008 年		2009 年		2010 年	
	T 值	占比（%）	T 值	占比（%）	T 值	占比（%）	T 值	占比（%）	T 值	占比（%）	T 值	占比（%）
T	0.064461		0.061574		0.060888		0.056451		0.054624		0.018666	
T_{br}	0.003715	5.76	0.004132	6.71	0.003499	5.75	0.003238	5.74	0.003661	6.70	0.000583	3.12
T_{bu}	0.054431	84.44	0.051867	84.24	0.051170	84.04	0.046669	82.67	0.024534	44.92	0.003258	17.46
$T_{w(rw)}$	0.008517	13.21	0.007971	12.94	0.008040	13.20	0.007905	14.00	0.026020	47.64	0.014157	75.84
$T_{i(rw)}$	(0.002202)	-3.42	(0.002396)	-3.89	(0.001822)	-2.99	(0.001361)	-2.41	0.000408	0.75	0.000667	3.58

	2011 年		2012 年		2013 年		2014 年		2015 年	
	T 值	占比（%）	T 值	占比（%）	T 值	占比（%）	T 值	占比（%）	T 值	占比（%）
T	0.014874		0.015836		0.015588		0.023303		0.224347	
T_{br}	0.000551	3.70	0.000302	1.91	0.000297	1.91	0.000264	1.13	0.025009	11.15
T_{bu}	0.004311	28.98	0.005125	32.37	0.006056	38.85	0.006555	28.13	0.006396	2.85
$T_{w(rw)}$	0.009189	61.78	0.009648	60.93	0.008505	54.56	0.015817	67.87	0.193599	86.29
$T_{i(rw)}$	0.000823	5.54	0.000760	4.80	0.000729	4.68	0.000667	2.86	(0.000657)	-0.29

注：（·）代表括号内数值乘以 -1。

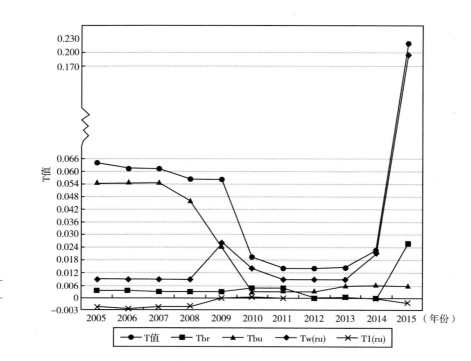

图 4.7　总体 T 值的无维度优先的水平分解值变化

4.4　本章小结

　　本章通过对基本公共医疗服务的政府供给公平性进行理论和实证探讨发现，2005～2016 年我国以及我国各地区政府卫生支出均处于增长状态，其中东部地区政府卫生支出最高，西部其次，东北地区最低，我国人均政府卫生支出表现出地区分配不均的现状。通过对我国政府卫生支出基尼系数进行求解发现，我国政府卫生支出在 2005 年以及 2006 年较为公平，在 2007～2016 年绝对公平。通过对我国政府卫生支出总泰尔指数进行求解发现，除了 2015 年及 2016 年略微上升，总体来说呈下降趋势，表明我政府卫生支出分配的公平性近年来有所改善。我国政府卫生支出区域内不公平程度大于区域间不公平程度并且我国政府卫生支出公平性受到区域内影响大于区域间影响。东部、西部以及中部内各省份之间的公平性逐年提高，而东北地区内各省份政府卫生支出公平性有所下降。卫生资源配置的双变量泰尔指数分解结果显示，我国医疗卫生资源的配置在 2009 年"新医改"后的一年中明显趋于公平，但是 2011 年以后不均等趋势又开始逐年加强；医疗与健康资源的配置不均等主要是由于不同地区的相关资源分配的不均等分布造成的，而城市与农村之间的配置不均等对近年来的省区间的医疗资源配置不均等起到了主要作用。城市和农村医疗资源和健康资源的不均等分配，对全国医疗资源和健康资源的不均等分配起到了越来越大的负面影响。导致全国资源配置不均等的原因除了城乡间医疗资源和健康资源的配置不均衡，还有部分原因来自城乡和地域因素之外。

第 5 章　我国政府卫生支出的效应分析

在我国，政府作为我国医疗卫生支出的主导者，政府卫生支出将对个人卫生支出、经济发展、居民消费等社会发展活动产生重要影响，但政府卫生支出通过何种途径、何种传导机制产生影响，其影响程度如何？诸如此类的问题学界并未展开细致的研究。鉴于此，本章将就政府卫生支出对个人卫生支出效应、政府卫生支出的经济发展效应、门槛效应和对居民的消费效应分别展开分析。

5.1　政府卫生投入的规模与结构对个人卫生支出的效应分析

近年来，"看病贵"一直是影响我国医疗卫生体系发展以及影响居民健康问题最突出的问题之一，减轻居民的医疗负担，不仅意味着解决居民因病致贫和因病返贫的窘迫，更事关中国未来 10 年乃至更远的经济转型。考察政府卫生投入对个人卫生支出的影响分析时，综合运用 Lasso 回归和多元线性回归相结合从规模和结构两个视角对此问题展开研究。Lasso 回归是在拟合广义线性模型的同时进行变量筛选和复杂度调整，不论因变量是连续的还是二元或者多元离散的，均可以用 lasso 回归建模然后预测。

5.1.1　数据与指标说明

对个人卫生支出的影响因素有很多，在考察政府卫生投入对个人卫生支出的效应时尽可能多地选取了对个人卫生支出的影响因素，具体指标说明如表 5.1 所示。

表 5.1　　　政府医疗财政支出的总量与结构效应指标说明

指标名称	定义
人均医疗支出	年卫生总费用/平均人口数
消费价格指数	城乡居民所购买生活消费品和服务项目价格变动趋势和程度的相对数
每千人口卫生技术人员	卫生技术人员数/人口数×1000
15 岁以下人口比重	15 岁以下人口/年末总人口
人口自然增长率	人口出生率 − 人口死亡率
人口就业率	就业人口/劳动人口
老年抚养比	65 岁以上人口/15～64 岁劳动年龄人口
65 岁以上人口比重	65 岁以上人口/年末总人口
医疗价格指数	城乡居民所购买医疗消费品和服务项目价格变动趋势和程度的相对数
城市化水平	城镇人口/年末总人口
政府人均医疗财政支出	年政府医疗财政支出/总人口
政府人均医疗卫生服务支出	年政府医疗卫生服务支出/总人口
政府人均医疗保障支出	年政府医疗保障支出/总人口
政府人均行政管理事务支出	年政府行政管理事物支出/总人口
政府人均人口与计划生育事务支出	年政府人口与计划生育事务支出/总人口

　　本部分分析以全国为样本，指标数据的时间跨度为 1998～2015 年，数据均来源于历年《中国统计年鉴》和《中国卫生统计年鉴》。消费价格指数和医疗价格指数中均将前一年的价格指数视为 100 处理。人口自然增长率 = 人口出生率 − 人口死亡率，针对人民健康水平的衡量，本书的标准主要是参考《中国卫生统计年鉴》中关于人民健康水平对应项的指标，采用人口自然增长率表示。

5.1.2　描述性分析

　　对政府人均医疗财政支出、政府人均医疗卫生服务支出、政府人均医疗保障支出、政府人均行政管理事务支出、政府人均人口与计划生育事务支出和人均医疗支出等主要指标作描述性统计，结果如表5.2所示。

表5.2		主要指标的描述性统计			
	样本量	极小值	极大值	均值	标准差
政府人均医疗财政支出（元）	18	269.79	3253.06	1220.44	932.32
政府人均医疗卫生服务支出（元）	18	27.49	377.65	132.83	114.16
政府人均医疗保障支出（元）	18	14.17	423.61	131.88	137.73
政府人均行政管理事物支出（元）	18	1.60	45.54	13.38	12.57
政府人居人口与计划生育事务支出（元）	18	4.04	66.50	29.75	23.04
人均医疗支出（元）	18	113.83	1207.43	498.66	328.74

原始数据中这六个指标的绝对量都在逐年增加，从表5.2中可以得知政府人均医疗财政支出在1998年是269.79元，2015年就增长到了3253.06元，提升了11倍之多，可以说产生了一个巨幅增长；政府人均医疗财政支出增加的同时人均医疗支出也产生一个较大幅度的提升，2015年相较于1998增长了接近于10倍，并没有实现政府卫生投入增加个人医疗支出减少的预期目的；从政府医疗财政各支出结构来看，政府四部分支出中医疗保障支出和行政管理事务支出的提高均超过了1998那年的28倍，而另外两项只提高了10倍；到2015年政府人均医疗保障支出的规模已经超过了政府人均医疗卫生服务支出，均值达到了131.88元，与政府人均医疗卫生服务支出的均值132.83元相近，说明近年来政府医疗财政支出向政府医疗保障支出倾斜；政府医疗财政支出和个人医疗财政支出的标准差都还较大，说明在我国"看病难，看病贵"问题依然普遍存在。

有鉴于此，本书将针对政府医疗财政支出的规模和结构对个人医疗费用的影响进行实证分析，通过研究两者的关系以测度政府医疗卫生支出对个人医疗卫生支出的影响，以了解个人医疗支出负担是否可以通过政府医疗财政支出规模的扩大相应地减少，政府医疗财政支出结构中的各构成部分如何影响个人医疗卫生支出，是否能通过调整政府医疗财政支出来减小居民个人医疗卫生方面的经济负担。在当前我国的医疗费用规模越来越大，但居民的减负效果却不明显的情况下，探索能有效地减轻个人医疗支出负担的途径，对促进我国医疗系统的逐步完善具有很强的实践意义，因此本书将以一定的实证分析对上述问题进行探讨并尝试得出结论。

5.1.3　实证过程及结果分析

（1）政府医疗财政支出对个人医疗支出的总量效应。

为避免多重共线性对模型结果的影响，选取 lasso 回归法对进行模型建立和变量选择。在此问题中，实际存在寻找显著变量和估计显著变量系数两个过程。研究选择 Cp 法对系数进行选择，在 Cp 值最小时值为零的变量将被剔除。将人均医疗支出作为被解释变量，其他变量按照消费价格指数、每千人口卫生技术人员、15 岁以下人口比重、人口自然增长率、人口就业率、老年抚养比、65 岁以上人口比重、医疗价格指数、城市化水平、政府人均医疗财政支出顺序做 Lasso 回归，Lasso 回归变量筛选过程如图 5.1 所示。

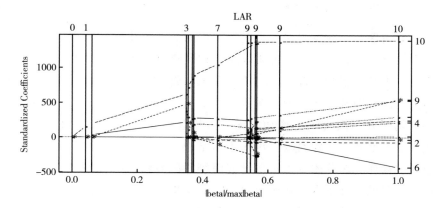

图 5.1　总量效应 Lasso 回归变量筛选过程

从图 5.1 中可以看到，图中显示了每一步各变量值的位置，Lasso 回归的最小 Cp 值出现在第 5 步，此时 Cp 统计量为 10.772，在第 5 步前五个变量值均为零，所以 Lasso 回归剔除了消费价格指数、每千人口卫生技术人员、15 岁以下人口比重、人口自然增长率、人口就业率，然后对剔除后的变量作多元线性回归，结果如表 5.3 所示。

表 5.3　　政府医疗财政支出影响个人医疗支出总量效应的实证估计结果

解释变量	被解释变量
	人均医疗支出
老年抚养比	4738
	(0.187)
65 岁以上人口比重	−905.5
	(−0.069)
医疗价格指数	−7.232
	(−1.833)
城市化水平	761.2
	(0.902)
政府人均医疗财政支出	0.246**
	(3.32)
F 统计值	1120
	(P = 1.401 × 10^{-15})

注：① ** 表示在 0.01 的显著性水平上显著；
②括号内数值为每个变量的 t 值。

　　从政府医疗财政支出对个人医疗支出的总量效应实证结果来看，政府人均财政支出的系数为正，说明政府人均医疗财政支出促进了人均医疗消费支出，即政府医疗财政支出对个人医疗支出具有"挤入"效应；其次，政府人均医疗财政支出的回归系数为 0.246，说明在其他条件不变的情况，政府人均医疗财政支出每增加 1 元，人均医疗支出平均将增加 0.246 元，近年来，虽然政府医疗财政支出在不断增长，但由于市场监管不力、医药企业违规操作、医院服务人员诱导就医等原因导致药品价格过高，病人就医过度，仍然增加了个人在医疗卫生上的支出。总量效应回归结果中除了政府人均医疗财政支出对人均医疗支出有显著相关关系，其他变量对人均医疗支出均没有显著相关关系。

　　（2）政府医疗财政支出对个人医疗支出的结构效应。

　　将人均医疗支出作为被解释变量，其他变量按照消费价格指数、每千人口卫生技术人员、15 岁以下人口比重、人口自然增长率、人口就业率、老年抚养比、65 岁以上人口比重、医疗价格指数、城市化水平、政府人均医疗卫生服务支出、政府人均医疗保障支出、政府人均行政管理事务支出、政府人均人口与计划生育事务支出的顺序做 Lasso 回归，Lasso 回归变量筛选过程如图 5.2 所示。

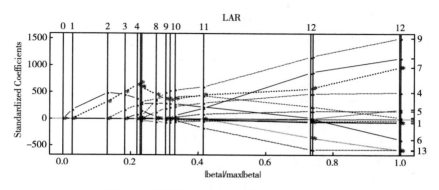

图 5.2　结构效应 Lasso 回归变量筛选过程

从图 5.2 中可以看到，图中显示了 Lasso 回归每一步变量值的位置，Lasso 回归的最小 Cp 值出现在第 12 步，此时 Cp 统计量为 13.791。在第 12 步第三个变量值不为零，所以 Lasso 回归剔除了 15 岁以下人口比重，然后对剔除后的变量作多元线性回归，结果如表 5.4 所示。

表 5.4　　政府医疗财政支出影响个人医疗支出结构效应的实证估计结果

解释变量	被解释变量
	人均医疗支出
消费价格指数	-7.664^{*} (-3.595)
每千人口卫生技术人员	-16.16 (-1.661)
人口自然增长率	96650^{**} (6.518)
人口就业率	16890 (2.041)
老年抚养比	-608.6 (-0.248)
65 岁以上人口比重	12460 (2.147)

续表

解释变量	被解释变量
	人均医疗支出
医疗价格指数	−364.2 (−0.009)
城市化水平	4412** (5.219)
政府人均医疗卫生服务支出	−1.439* (−4.782)
政府人均医疗保障支出	1.828* (5.067)
政府人均行政管理事务支出	3.456 (1.385)
政府人均人口与计划生育事务支出	−4.662* (−2.761)
F统计值	2451 ($P = 1.325 \times 10^{-8}$)

注：① **、* 分别表示在 0.01、0.05 的显著性水平上显著；
②括号内数值为每个变量的 t 值。

根据表 5.4 的实证结果可知：政府医疗财政支出对个人医疗支出的结构效应中，政府人均医疗卫生服务支出、政府人均医疗保障支出、政府人均行政管理事务支出、政府人均人口与计划生育事务支出的回归系数分别为 −1.439、1.828、3.456、−4.662，政府人均行政管理事务支出在 0.05 的显著性水平上未通过 t 检验，而政府人均医疗卫生服务支出、政府人均医疗保障支出、政府人均人口与计划生育事务支出均在 0.05 的显著性水平上通过了 t 检验，说明在其他条件不变的情况下，政府人均医疗卫生服务支出、政府人均人口与计划生育事务支出每增加 1 元，人均医疗支出平均将分别减少 1.439 元、4.662 元，两者对人均医疗支出具有"挤出"效应，这可能是由于政府医疗卫生服务支出以转移支付或财政补贴方式对医疗卫生服务的供给方和需求方进行补贴，降低了个人在医疗卫生服务方面的费用支出，对个人医疗支出表现出抑制效应；政府人口与计划生育事务支出属于非生产性消耗支出，在政府医疗财政支出不变的情况下，人口与计划生育事务支出的增加必定会减少政府在其他方面的医疗支出，如医疗保障等。而政府人均医疗保障支出每增加 1 元，人均医疗支出平均将增加 1.828 元，对人均医疗支出具有"挤入"效应，这也符合我国的社保制度，政府和个人按照一定比例缴纳个人社会保险，政府医疗保障支出越多，说明个人医保缴纳越多，医疗支出就越多。

　　由表 5.4 可知，除了政府支出对个人医疗支出有影响，消费价格指数、人口自然增长率、城市化水平也对个人医疗支出表现出了不同程度的影响。消费价格指数每增加 1 元，人均医疗支出平均将减少 7.664 元，说明消费价格指数对人均医疗消费具有"挤出"效应，消费价格指数越高，个人收入中用于生活消费的支出越多，则用于医疗支出的部分就减少。本书中人口自然增长率代表了人民的健康水平，人口自然增长率对人均医疗支出具有较大影响，说明人民健康水平对个人医疗支出具有很大影响，在出生率不变的情况下，死亡率每减少 1 个百分点，个人在医疗上要多支出 96650 元，人口进入老年后开始增加对身体健康的关注，进行各类保健活动或者老人一旦患有重疾就很大程度上加大了对个人医疗卫生的投入，当死亡率不变的情况下，出生率每增加 1 个百分点，个人同样要多支出 96650 元，从幼儿出生开始对幼儿的各种疾病预防及各类保险基金的缴纳也会极大提高个人在医疗卫生中的投入。城市化水平促进了个人医疗支出，城市化水平增加 1 个百分点，个人医疗支出平均增加 4412 元，因为城市化水平的提升很大程度上促进了国家经济发展，国家经济快速发展促进了人民工资水平的上升，从而引起了人们在医疗费用支出上的增加。

5.2　政府卫生投入的规模与结构对经济发展的效应分析

　　自 2009 年新医药卫生体制改革实施以来，国家进一步加大了在医疗服务领域的财政投入力度，具体表现为政府卫生支出从 2009 年的 4816.26 亿元增加到了 2015 年的 12475.28 亿元，6 年间年均增长 1276.50 亿元。众所周知，政府卫生支出属于消费性支出，因此，政府在医疗服务领域的投入在保障居民"人人享有基本医疗服务"福祉的同时会降低经济增长率，但政府加大对医疗服务领域的投入一方面能改善居民健康状况从而提高劳动生产效率，另一面随着医疗保障覆盖范围和报销比例的扩大，势必会释放一部分居民对医疗服务的潜在需求，从而促进经济增长。那么政府卫生支出与经济发展之间的关系究竟如何？如果政府卫生支出的增加能促进经济发展，那么其各部分结构是否均对经济发展有促进作用？这种促进作用是否会随着投入的改变而发生相应的变化？这些问题的研究对于我国政府卫生支出结构的优化和医药卫生体制改革的稳步推进无疑具有重要的指导意义。

5.2.1　指标选取与数据说明

实证分析以全国为研究对象，为保证实证结果的准确性与科学性，模型中加入了对经济发展影响较大的人口结构、就业情况、固定资产投资等指标①。本部分以政府卫生支出的各部分结构为主要研究变量，选取部分反映人口结构、就业情况和固定资产投资的指标为辅助变量实证分析政府卫生支出各部分结构对经济发展的影响。政府卫生支出的结构参照《中国卫生和计划生育统计年鉴》中分类标准进行划分，分为医疗卫生服务支出、医疗保障支出、行政管理事务支出和人口与计划生育事务支出四类。实证分析选用 1998～2015 年各变量的统计数据，数据来源于历年《中国统计年鉴》《中国财政年鉴》和《中国卫生与计划生育统计年鉴》。

5.2.2　实证过程及结果分析

先观察政府卫生支出的四个构成部分对经济发展的影响，为后续政府卫生支出结构对经济发展影响的深入研究提供依据。将 GDP 作为被解释变量，其他指标作为解释变量取对数之后进行 Lasso 回归，为了降低数据的波动性和异方差性，在进行实证分析之前分别对各变量数值进行了取对数运算。具体模型设定如下：

---

① 朱越浦，樊晗露，黄新建. 城镇化与老龄化对经济增长的影响研究 [J]. 统计与决策，2017（10）：99－103

$$\text{lngdp} = \beta_0 + \beta_1 \text{lnaging} + \beta_2 \text{lnyoung} + \beta_3 \text{lnpolulation} + \beta_4 \text{lnemployment} +$$
$$\beta_5 \text{lninvestment} + \beta_6 \text{lneducation} + \beta_7 \text{lnASE} + \beta_8 \text{lnAGE} + \beta_9 \text{lnAAE} +$$
$$\beta_{10} \text{lnAPFPE} \tag{5-1}$$

被解释变量 gdp 为经济发展水平；aging 为老年人口占比，用 65 岁以上人口占年末总人口比例表示；young 为少年人口占比，用 15 岁以下人口占年末总人口的比例表示；population 为年末人口总量；employment 为就业率，用年内就业人口占年末总人口表示；investment 为全社会固定资产投资总额；education 为教育经费支出，用政府的教育经费总投入表示；ASE、AGE、AAE、APFPE 为政府卫生支出的四个构成部分，分别为政府医疗卫生服务支出（ASE）、政府医疗保障支出（AGE）、政府行政管理事务支出（AAE）、政府人口与计划生育事务支出（APFPE）。

Lasso 回归剔除了政府人口与计划生育事务支出，将回归估计结果进行对数还原整理后如表 5.5 所示：

表 5.5　　　　各变量对 GDP 影响的 Lasso 回归估计结果

解释变量	被解释变量
	GDP
老年人口占比	2.052 * (2.562)
少年人口占比	0.461 ** (-3.475)
人口总量	0.131 (-1.479)
就业率	3.271 (0.501)
全社会固定资产投资	1.523 *** (8.609)
教育经费支出	1.179 * (2.422)
政府医疗卫生服务支出	0.790 (-2.223)

续表

解释变量	被解释变量
	GDP
政府医疗保障支出	1.184 **
	(3.565)
政府行政管理事务支出	0.978
	(-0.477)
F 统计值	4878
	($p = 5.537 \times 10^{-14}$)

注：① *** 、 ** 、 * 分别表示在 0.001、0.01、0.05 的显著性水平上显著；
②括号内数值为每个变量的 t 值。

从表5.5中的回归结果可以看到，在政府人口与计划生育事务支出被剔除后，政府卫生支出剩下的三个构成部分中，政府医疗卫生服务支出和政府行政管理事务支出在 0.05 的显著性水平上均不显著，说明政府人口与计划生育支出、政府卫生服务支出和政府行政管理事务支出对经济发展均没有显著影响，因为这三部分支出对应的产出为基本公共医疗服务，属于具有公益性质的纯公共物品，是政府免费或者以无显著经济意义的价格提供给居民，因而对经济发展没有影响；政府医疗保障支出在 0.01 的显著性水平上显著，而且政府医疗保障支出的系数为正，说明政府医疗保障支出对经济发展具有显著的促进作用，政府医疗保障支出的回归系数为 1.184，说明政府医疗保障支出每增加 1 元，经济产出将平均增加 1.184 元，政府医疗保障支出的增加对经济发展影响较大，产出效应大于其投入。首先是因为，政府通过增加对医疗保障支出，加大对劳动力的医疗卫生投资，提高了人力资源的健康水平，从而推动了生产性产出的增加，促进了经济增长；其次，政府通过增加对医疗保障的支出，促进了居民收入结余的增加，进而促使居民消费性支出增加，刺激国内消费需求，从而推动经济水平的进一步提高。

回归结果中全社会固定资产投资、老年人口占比、少年人口占比、教育经费支出同样对经济发展表现出不同程度的显著影响。在这些因素中，全社会固定资产投资在 0.001 的水平上影响显著，且影响系数为 1.523，表明在固定资产投资上每增加 1 元，其会促使经济产出增加 1.523 元，其增长对经济产生正向显著影响，说明我国经济增长总体上还是资本和劳动高投入、高消耗的粗放型增长方式，增长质量有待提高。老年人口占比和教育经费支出在 0.05 的水平上显著，且两者的影响系数均较大，表明两者对经济发展的影响均呈现正向推动作用。老年人口比例的提升，促进了医疗、养生相关的医疗器械、保健品和相关服务的蓬勃发展，带动了相关产业的不断涌现，推动了 GDP 水平的提高；而教育经费的投入，即使没有增加劳动力的数量，但它可以提高劳动力的知识、技能、素质等能力，进而增加产出，促进经济的增长。少年人口占比的影响系数为 0.461，少年人口占比大同样可以促进婴幼儿及少年人口需求相关产业发展，其影响程度没有老年人口占比强，是因为少年人口更大程度上需要成年人花费时间与精力进行教育与培养，可能分散劳动力的生产性时间与产出质量，导致经济产出下滑，其影响正负相抵，少年人口占比较老年人口占比对经济发展的促进作用弱一些，回归结果中其他变量对经济发展则没有表现出显著影响。

5.3　政府卫生投入对经济发展的门槛效应分析

在政府卫生投入的规模和机构对经济发展的效应分析中，Lasso 回归分析结果显示政府医疗保障支出作为政府卫生投入的重要部分，对经济发展具有显著的促进作用，为了深入探讨了解政府卫生投入的经济效应，考察政府医疗保障支出对经济发展的影响，本部分运用面板门槛回归模型做进一步实证分析。

5.3.1　指标选取与数据说明

本部分实证分析以全国 31 个省（自治区、直辖市，不包括港澳台）为样本，选取 Lasso 回归分析中对经济发展影响显著的变量作为本部分的解释变量，为了保证数据的可获取和保持数据的完整性，选取的各变量数据为 2005～2015 年的面板数据。为了解决各变量间数据的敏感度存在的差异问题，以确保数据的平稳性，本部分对每个变量数据取人均值后再进行取对数运算，这样可以缩小由变量间数值过大和过小导致的不可操作性和敏感度差异。固定资产投资作为经济发展的基本指标，为经济增长创造物质条件，而医疗保障作为改善人民健康状况的重要指标，其投入很大程度将由固定资产投资来提供，所以模型中政府医疗保障投入对经济的影响选择固定资产投资作为门槛变量。本部分实证分析选用的数据是对历年《中国财政年鉴》和《中国统计年鉴》的各变量数据整理后获得，因各省（自治区、直辖市）的历年政府医疗保障数据难以完整获取，因此本书以各省（自治区、直辖市）的历年人均政府医疗卫生支出数据代替①，医疗卫生费用支出是医疗保障部门支出的直接依据，用人均医疗费用支出反映政府在医疗保障上的投入有一定的理论基础。

5.3.2 模型设定与估计结果分析

本部分借鉴 Hansen（1999）的面板门槛回归模型思路，构建经济发展与政府医疗保障支出的门槛回归模型来分析政府医疗保障支出与经济发展之间的关系。其单一门槛模型、双重门槛模型和三重门槛模型分别设定如下：

单一门槛模型：

$$GDP_{it} = \alpha_{it} + \theta Z_{it} + \beta_1 AGE_{it} \cdot I(BMI_{it} \leqslant \gamma) + \beta_2 AGE_{it} \cdot I(BMI_{it} > \gamma) + \varepsilon_{it} \tag{5-2}$$

双重门槛模型：

$$GDP_{it} = \alpha_{it} + \theta Z_{it} + \beta_1 AGE_{it} \cdot I(BMI_{it} \leqslant \gamma_1) + \beta_2 AGE_{it} \cdot I(\gamma_1 < BMI_{it} \leqslant \gamma_2) + \beta_3 AGE_{it} \cdot I(BMI_{it} > \gamma_2) + \varepsilon_{it} \tag{5-3}$$

三重门槛模型：

$$GDP_{it} = \alpha_{it} + \theta Z_{it} + \beta_1 AGE_{it} \cdot I(BMI_{it} \leqslant \gamma_1) + \beta_2 AGE_{it} \cdot I(\gamma_1 < BMI_{it} \leqslant \gamma_2) + \beta_3 AGE_{it} \cdot I(\gamma_2 < BMI_{it} \leqslant \gamma_3) + \beta_4 AGE_{it} \cdot I(BMI_{it} > \gamma_3) + \varepsilon_{it} \tag{5-4}$$

---

① 谢明明，朱铭来. 医疗保险对医疗费用影响的门槛效应研究［J］. 江西财经大学学报，2016（4）：57-65

GDP$_{it}$和 AGE$_{it}$分别为被解释变量 GDP 和核心解释变量政府医疗保障支出，Z$_{it}$代表一组控制变量，包括老年人口占比、少年人口占比和教育经费支出，I(·) 为指标函数，BMI$_{it}$是此门槛模型的门槛变量，此模型中用全社会固定资产投资作为门槛变量，γ 为特定门槛值，ε$_{it}$为随机干扰项，服从零均值、零方差、零协方差的正态分布。

为了确定门槛个数，分别对单一门槛、双重门槛和三重门槛模型进行估计，三次估计得到的 F 统计量、"自抽样法"得到的 p 值和各显著性水平下的临界值如表 5.6 所示。

表 5.6 政府医疗保障支出对经济发展的门槛效应检验

门槛变量	临界值				
	F 值	P 值	1%	5%	10%
单一门槛	61.20 ***	0.000	27.595	19.097	15.988
双重门槛	14.49 **	0.063	22.498	15.220	12.468
三重门槛	16.23	0.286	39.625	29.791	23.891

注：①P 值和临界值均为"自抽样法"（Bootstrap）反复抽样 1000 次得到的结果；
② *** 、 ** 分别代表在 1% 和 5% 的显著性水平上显著。

由表 5.6 中显示的结果可知，单一门槛和双重门槛模型的 p 值分别为 0.000 和 0.063，效果均非常显著，而三重门槛效果不显著，证明政府医疗保障支出对经济发展的影响存在双重门槛，因此下面基于双重门槛模型进行实证分析。

双重门槛模型估计得到的两个门槛值和相应的 95% 的置信区间如表 5.7 所示。

表 5.7 政府医疗保障支出对经济发展的门槛值与置信区间

	估计值	95% 置信区间
门槛值 γ$_1$	− 0.17	[− 0.205， − 0.160]
门槛值 γ$_2$	0.75	[0.600，0.760]

由表 5.7 可知，两个门槛值将全社会固定资产投资分为三个区间：（BMI − 0.17）、（ − 0.17BMI0.75）、（BMI0.75）。借助门槛模型回归的似

然比函数图可以很容易理解门槛值的估计和置信区间的构造过程，其似然比函数图如图 5.3 所示。

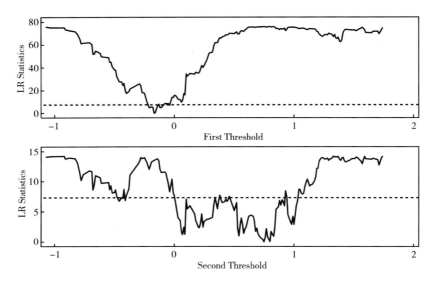

图 5.3　政府医疗保障支出对经济发展的门槛回归似然比函数图

面板门槛模型的估计结果对数还原后如表 5.8 所示。由门槛回归结果可知，政府医疗保障支出对经济发展的效应在不同的固定资产投资区间呈现出不同的促进效应。当固定资产投资的平均水平处于低水平区间内，政府医疗保障支出的弹性为 1.074，对经济发展的促进效应较小；当固定资产投资进入中等水平区间，政府医疗保障支出的弹性提升到 1.097，其对经济发展的促进效应有了一个很大提高；而当固定资产投资的平均水平进入高水平区间时，政府医疗保障支出的弹性提高到了 1.114，其增加将对经济发展产生显著的促进作用。充分证明政府医疗保障支出对经济发展存在一定的门槛效应。从 2009 年各省份的人均固定资产来看，全国仅有北京、天津、上海、辽宁、吉林、江苏、内蒙古 7 个省区市进入了高水平区间，当政府医疗保障支出投入增加时，经济将以医疗保障支出的 1.114 倍的速度快速增长。所以无论是省份经济还是国家的经济要实现快速发展，在保证人均固定资产投入进入中高水平区间后，要将政府的医疗卫生投入向医疗保障支出倾斜。

除去核心变量和门槛变量对经济发展的影响，其余控制变量对经济发展的影响如表 5.8 所示。从表中可以看出，教育经费支出、老年人口占比和少年人口占比的影响仍然显著，其对经济发展的影响与表 5.5 结果基本一致，由于剔除了人口总量和就业率，少年人口占比对劳动力资源的占用效用减弱，所以其对经济发展的影响有了一定提高。

表 5.8 政府医疗保障支出对经济发展的面板门槛回归模型估计结果

变量	系数估计值
教育经费支出	1.423 *** (11.31)
老年人口占比	0.877 *** (-2.88)
少年人口占比	0.898 * (-1.68)
政府医疗保障支出 1	1.074 *** (2.60)
政府医疗保障支出 2	1.097 *** (3.31)
政府医疗保障支出 3	1.114 *** (3.82)
常数项	4.665 *** (7.83)
R^2	0.98
样本数	341

注：① *** 、 * 分别表示在 0.01、0.1 的显著性水平上显著；
②括号内数值为每个变量的 t 值。

5.4 政府卫生投入对居民消费的效应分析

5.4.1 理论模型

Barro（1990）提出了一个模型，主要研究了地方政府支出规模占地区生产总值比重对消费的影响。本部分在 Barro（1990）基础上，借鉴 Devarajan，Swaroop 和 Zou（1996）的思想，将政府卫生支出分为两部分：政府卫生支出、政府其他支出，并将其纳入生产函数。考虑到不同税收水平对消费的影响，因而将个人所得税与消费税纳入效应函数，综合研究政府卫生支出、税收在均衡增长路径下对居民消费的影响。模型中考虑的活动主要指地方政府性活动对经济活动影响，将其作为外生变量。

（1）生产函数。

假设由资本存量 k 和政府支出 g 提供生产，本书模型中政府支出由两部分构成，政府卫生支出 g_1 和政府其他支出 g_2，则生产函数 y 可以表示为[①]：

$$y = f(k,g) = Ak^{\alpha}g^{1-\alpha} = Ak^{\alpha}g_1^{\beta_1}g_2^{\beta_2} \qquad (5-5)$$

其中，A 表示技术进步率，g 表示政府人均总支出，$\alpha > 0$，β_1，$\beta_2 > 0$，$\alpha + \beta_1 + \beta_2 = 1$，且 $g = g_1 + g_2$。生产要素符合边际报酬递减规律，满足 $f_k > 0$，$f_{g_i} > 0$，$f_{kk} < 0$，$f_{g_i g_i} < 0$。[②] 厂商均衡条件下，资本、劳动的边际价值为：

$$r = f'(k) = \alpha Ak^{\alpha-1}g^{1-\alpha}$$
$$w = f(k) - kf'(k) = (1-\alpha)Ak^{\alpha}g^{1-\alpha} \qquad (5-6)$$

（2）家庭效用函数。

假设经济由连续同质具有无限寿命的家庭组成，家庭通过选择消费 c 和资本 k 以使其家庭效用函数最大化：

$$U = \int_0^{\infty} u(c)e^{-\rho t}dt \qquad (5-7)$$

且 $u(c) = \dfrac{c^{1-\theta}-1}{1-\theta}$，其中，c 为家庭人居消费支出，$\rho$ 为贴现率，θ 为家庭效用函数的相对风险厌恶系数，决定了家庭将消费在不同时期的转移意愿，任意两个时间点间消费之间的替代弹性是 $1/\theta$。

---

① ShantayananDevarajan, VinayaSwaroop, Heng-fu Zou. The composition of public expenditure and economic growth [J]. Journal of Monetary Economics, 1996 (37): 313-344.

② $f'(k)$ 为生产函数对资本 k 的一阶偏导，$f'(k)$ 为生产函数对政府支出 g 的一阶偏导，$f''(k)$ 为生产函数对资本 k 的二阶偏导，$f''(g)$ 为生产函数对政府支出 g 的二阶偏导，根据编辑报酬递减规律，生产函数具有凹向性质，一阶导数大于 0，二阶导数小于 0。

Arrow 和 Kurz（ 1970 ）做出了开创性的贡献，他们开发了一个模型，在这个模型中，消费者从私人消费和资本存量中获得效用。因为消费者的消费行为受其预算约束，假定消费者收入由工资和资本收入两部分构成，因此消费者的预算约束可以表示为：

$$\dot{k} = (1 - \tau_k)(rk + w) - \delta k - (1 - \tau_c)c \tag{5-8}$$

其中，τ_k 为个人所得税，τ_c 为消费税，r 为资本收益率，w 为人均工资，δ 为资本折旧率，k 为人均资本存量。将式（5-5）代入式（5-7）进行形式变换可得：$\dot{k} = (1 - \tau_k)Ak^\alpha g^{1-\alpha} - \delta k - (1 - \tau_c)c$。

（3）政府预算约束。

假定政府年度预算收支平衡，政府支出由税收来提供，则其关系可以表示为：

$$g = (\tau_k + \tau_c)y = (\tau_k + \tau_c)Ak^\alpha g^{1-\alpha} = (\tau_k + \tau_c)Ak^\alpha g_1^{\beta_1} g_2^{\beta_2} \tag{5-9}$$

定义 $\varphi_1 = \dfrac{g_1}{g}$，$\varphi_2 = \dfrac{g_2}{g}$，$\varphi_1$，$\varphi_2$ 分别表示两部分政府支出占政府财政总支出的比重，且 $\varphi_1 + \varphi_2 = 1$。

（4）建立均衡求解。

在社会计划问题中，消费者的消费效用最大化问题可以通过最优控制的 Hamilton 方法解决。建立的 Hamilton 函数如下[①]：

$$H = e^{-\rho t}\frac{c^{1-\theta} - 1}{1 - \theta} + \mu_t [(1 - \tau_k)Ak^\alpha g^{1-\alpha} - \delta k - (1 + \tau_c)c] \tag{5-10}$$

一阶条件为：

$$\frac{\partial H}{\partial c} = 0 \Rightarrow e^{-\rho t}c^{-\theta} = \mu(1 + \tau_c) \tag{5-11}$$

$$\frac{\partial H}{\partial g} = 0 \Rightarrow \frac{\mu(1 - \tau_k)(1 - \alpha)}{(\tau_k + \tau_c)\varphi_1^{\beta_1}\varphi_2^{\beta_2}} = 0 \tag{5-12}$$

$$\frac{\partial H}{\partial k} = -\dot{\mu} \Rightarrow \frac{-\dot{\mu}}{\mu} = (1 - \tau_k)\alpha A^{\frac{1}{\alpha}}(\tau_k + \tau_c)^{\frac{1-\alpha}{\alpha}}(\varphi_1^{\beta_1}\varphi_2^{\beta_2})^{\frac{1-\alpha}{\alpha}} - \delta$$

$$\tag{5-13}$$

$$\lim_{t \to \infty}\mu(t)k(t) = 0 \tag{5-14}$$

---

① 靳涛，陶新宇. 政府支出和对外开放如何影响中国居民消费？——基于中国转型式增长模式对消费影响的探究 [J]. 经济学（季刊），2016，16（1）：121-146.

其中，式（5 – 14）为横截性条件。

对式（5 – 11）两边取对数得：

$$- \rho t - \theta \ln c = \ln \mu + \ln(1 + \tau_c) \tag{5 – 15}$$

式（5 – 15）对 t 求导得：

$$- \frac{\dot{\mu}}{\mu} = \rho + \theta \frac{c'}{c} \tag{5 – 16}$$

将式（5 – 13）代入式（5 – 16）进行整理得：

$$\frac{c'}{c} = \frac{1}{\theta} \left[(1 - \tau_k) \alpha A^{\frac{1}{\alpha}} (\tau_k + \tau_c)^{\frac{1 - \alpha}{\alpha}} (\varphi_1^{\beta_1} \varphi_2^{\beta_2})^{\frac{1 - \alpha}{\alpha}} - \delta - \rho \right] \tag{5 – 17}$$

假定消费函数在 t = 0 处的值为 c(0)，则相应消费函数形式为：

$$c(t) = c(0) \cdot \exp \left\{ \frac{1}{\theta} \left[(1 - \tau_k) \alpha A^{\frac{1}{\alpha}} (\tau_k + \tau_c)^{\frac{1 - \alpha}{\alpha}} (\varphi_1^{\beta_1} \varphi_2^{\beta_2})^{\frac{1 - \alpha}{\alpha}} - \delta - \right. \right.$$

$$\left. \left. \rho \right] t \right\} \tag{5 – 18}$$

也即 $c(t) = c(0) \cdot \exp \left\{ \frac{1}{\theta} \left[(1 - \tau_k) \alpha A^{\frac{1}{\alpha}} (\tau_k + \tau_c)^{\frac{1 - \alpha}{\alpha}} \left(\left(\frac{g_1}{g} \right)^{\beta_1} \right. \right. \right.$

$\left. \left. \left. \left(\frac{g_2}{g} \right)^{\beta_2} \right)^{\frac{1 - \alpha}{\alpha}} - \delta - \rho \right] t \right\} \tag{5 – 19}$

上述理论模型说明居民消费水平的变化不仅受政府卫生支出占政府财政总支出的比重 g_1/g 的影响，而且与个人所得税 τ_k、消费税 τ_c 的变化有着密切联系。但这也只是通过 Barro 的经济理论推导证明了这一观点，其具体影响还需要结合中国的实际情况加以考察。此外，我国国土辽阔，受经济、历史、文化、政策、制度、地理等因素的影响，地区间发展存在差异性。具体来说，东部地区是改革开放的先行者，同时占据较好的地理优势，得益于改革开放政策和先天地理优势，经济得到快速发展，经济发展速度远远领先于中西部地区，造成了经济发展的不均衡；地区间的文化差异造成了地区间居民的发展思想存在差异，东部地区居民大部分具有一定的冒险精神和长远眼光，可以接触到更前沿的发展思想，相对于中西部地区的保守和被动观念，一定程度也导致了地区差异；计划生育政策给人口结构带来变化，不同地区间政策执行程度的差异也带来了地区间的人口结构差异，而人口又是推动社会生产和经济发展的重要因素，人口政策的实施间接带来了文化、生产和经济发展的差异。各类因素综合影响，产生了地区间发展的不平衡，因此，不仅要考虑到全国范围地方政府卫生支出、税收对居民消费的影响，同时也要对不同地区地方政府卫生支出、税收对居民消费的影响情况进行分析。

5.4.2　模型设定、指标选择与数据说明

（1）模型设定。

本部分研究主要考察地方政府卫生支出、个人所得税、消费税对居民消费水平的影响，因此以地方政府卫生支出、个人所得税、消费税为核心解释变量，分析在全国以及东中西部地区三者对居民消费水平的直接影响效应。考虑到政府卫生支出的相对水平对居民消费的影响，且理论模型显示政府卫生支出占政府财政总支出比重与居民消费存在联系，所以，用政府卫生支出占政府财政总支出比重代表地方政府卫生支出指标。因而，建立三个核心解释变量与居民消费的初步计量模型为：

$$consume_{it} = \alpha + \beta_1 health_{it} + \beta_2 inctax_{it} + contax_{it} + u_i + \varepsilon_{it} \qquad (5-20)$$

其中，$consume_{it}$ 表示地区 i 在时间 t 的居民消费水平，$health_{it}$ 表示地方政府卫生支出占政府财政总支出比重，$inctax_{it}$ 表示地区 i 在时间 t 的个人所得税，$contax_{it}$ 表示地区 i 在时间 t 的消费税，u_i 为个体异质性的截距项，ε_{it} 为随个体和时间而变化的扰动项。

接着，考虑到地方政府卫生支出占政府财政总支出比重、个人所得税、消费税在各个地区对居民消费水平的公共影响，在模型（5-20）的基础上加入了三个核心变量的交叉项 $health_{it} \cdot inctax_{it}$、$health_{it} \cdot contax_{it}$、$inctax_{it} \cdot contax_{it}$，对三个核心变量和交叉项计算方差膨胀因子（Variance Inflation Factor，VIF）发现，$inctax_{it}$、$contax_{it}$、$health_{it} \cdot inctax_{it}$、$health_{it} \cdot contax_{it}$ 的方差膨胀因子分别为 26.85、36.39、24.38、35.41，而 $health_{it}$、$inctax_{it} \cdot contax_{it}$ 的方差膨胀因子为 3.81、3.42，说明这六个变量间存在多重共线性[①]。本书通过去掉共线性程度强的变量解决这一问题，因此保留 $health_{it}$、$inctax_{it} \cdot contax_{it}$，重新构建模型如下：

---

① 根据经验法则，所有 VIF 的最大值 = $\{VIF_1，VIF_2，\cdots，VIF_n\} \leqslant 10$，则不存在多重共线性，反之存在多重共线性。而 VIF 的值越小，说明多重共线性程度越弱。

$$consume_{it} = \alpha + \beta_1 health_{it} + \beta_2 inctax_{it} \cdot contax_{it} + u_i + \varepsilon_{it} \quad (5-21)$$

除此之外，在模型中继续加入一些控制变量来保证结果的准确性与科学性，根据相关文献，发现影响居民消费水平的因素主要有收入水平、城市化水平、人均 GDP、人口结构等，因此将收入水平、城市化水平、人均 GDP、少年人口占比、老年人口占比作为控制变量纳入模型，所以最终计量模型设定为：

$$consume_{it} = \alpha + \beta_1 health_{it} + \beta_2 inctax_{it} + \beta_3 contax_{it} + \beta_4 income_{it} +$$
$$\beta_5 urban_{it} + \beta_6 avegdp_{it} + \beta_7 young_{it} + \beta_8 old_{it} + u_i + \varepsilon_{it} \quad (5-22)$$

引入变量交叉项之后，修正的计量模型为：

$$consume_{it} = \alpha + \beta_1 health_{it} + \beta_2 inctax_{it} \cdot contax_{it} + \beta_3 income_{it} + \beta_4 urban_{it} +$$
$$\beta_5 avegdp_{it} + \beta_6 young_{it} + \beta_7 old_{it} + u_i + \varepsilon_{it} \quad (5-23)$$

其中，$income_{it}$ 代表地区 i 在在时间 t 的居民收入水平，$urban_{it}$ 代表地区 i 在在时间 t 的城市化水平，$avegdp_{it}$ 代表地区 i 在在时间 t 的人均 GDP，$young_{it}$ 代表在地区 i 在在时间 t 的少年人口占比，old_{it} 代表在地区 i 在在时间 t 的老年人口占比。

（2）指标选择。

被解释变量：居民消费水平 = 居民总消费支出÷总人口。

核心解释变量：地方政府卫生支出占政府财政总支出比重 = 地方政府卫生支出÷地方财政总支出；个人所得税 = 人均个人所得税支出÷人均收入；消费税 = 人均消费税支出÷人均消费。本书所指税均为动态税率。

控制变量：人均收入 = 年末居民总收入/年末总人口；城市化水平 = 城镇人口数÷年末总人口；人均 GDP = 年末 GDP 总产值÷年末总人口；少年人口比重 = 15 岁以下人口÷年末总人口；老年人口比重 = 65 岁以上人口÷年末总人口。考虑到以元为单位的人均支出数据数量级较大，因此本书将人均支出单位设为万元。

（3）描述性分析。

为了保持数据的可得性与完整性，研究选取 2002 – 2014 年除去西藏和港澳台以外的 30 个省（自治区、直辖市）的面板数据为样本。对模型所有解释变量的共线性从两个方面进行考虑，首先，从各个解释变量的 VIF 来看，所有 VIF 的最大值为 5.78 < 10，说明不存在共线性；其次，从各解释变量的共线性诊断矩阵来看，矩阵中大部分数值都低于 0.5，所以认为

解释变量间不存在多重共线性问题。变量的共线性诊断矩阵、VIF 和变量统计特征如表 5.9 所示。

表 5.9　　　　　　　共线性诊断矩阵、VIF 和变量统计特征

维数	方差比例								consume
	health	inctax	contax	income	urban	avegdp	young	old	
1	0.01	0.06	0.03	0.01	0.00	0.03	0.01	0.00	
2	0.00	0.01	0.67	0.04	0.00	0.00	0.00	0.00	
3	0.01	0.43	0.02	0.15	0.00	0.02	0.00	0.00	
4	0.11	0.01	0.23	0.39	0.01	0.69	0.00	0.01	
5	0.35	0.31	0.01	0.17	0.03	0.15	0.01	0.07	
6	0.43	0.00	0.00	0.14	0.01	0.06	0.14	0.09	
7	0.07	0.11	0.01	0.14	0.40	0.04	0.01	0.58	
8	0.03	0.07	0.02	0.02	0.55	0.00	0.83	0.24	
VIF	1.32	2.55	1.49	2.91	5.78	4.03	3.73	1.50	
最小值	0.02	0.00	0.00	0.26	0.32	0.08	0.05		0.20
最大值	0.09	0.18	0.40	6.93	0.90	24.11	0.28	0.16	3.31
均值	0.05	0.02	0.04	1.14	0.49	2.87	0.18	0.09	0.81
标准差	0.01	0.02	0.04	0.81	0.15	2.29	0.04	0.02	0.50
观察值	390	390	390	390	390	390	390	390	390

5.4.3　模型实证结果及分析

研究不仅考察全国范围内地方政府卫生支出占政府财政总支出比重、个人所得税、消费税对居民消费的影响，而且对东中西部三个区域的影响关系进行研究。

（1）全国范围。

首先在全国范围内对其影响关系进行实证分析，使用普通面板最小二乘法（OLS）作初步估计，面板混合效应估计（Pooled Effect OLS）、面板固定效应估计（Fixed Effect OLS）、面板随机效应估计（Random Effect OLS）结果如表 5.10 所示。面板固定效应模型的 F 检验值为 12.61（p = 0.00），强烈拒绝原假设，说明面板固定效应模型优于混合面板模型；面

板随机效应模型的 Breusch 和 Pagan LM 检验值为 105.96（p = 0.00），拒绝原假设，说明面板随机效应模型要优于面板混合效应模型，因此不能使用面板混合模型。其次对于面板固定模型和面板随机效应模型的选择，接着进行 Hausman 检验，结果显示强烈拒绝随机效应更优的原假设，所以应选择固定效应模型。

接着，在 OLS 基础上进行工具变量回归，同时为了处理可能存在的弱工具变量问题以及保证估计结果的稳健性，在进行二阶段最小二乘（TSLS）估计之后，继续进行有限信息最大似然（LIML）估计，将工具变量估计结果列于表 5.10 中。为了检验工具变量的有效性，对工具变量分别进行不可识别（Kleibergen - Paaprk LM）检验和过度识别（Hansen J）检验。

从面板固定效应模型的估计结果来看，政府卫生支出占政府财政总支出的比重对全国居民消费在 1% 水平上表现出显著地正向效应，个人所得税、消费税对全国居民消费均表现出显著地负向效应，控制变量中居民收入、城市化水平、人均 GDP 水平均表现出显著正向效应，而少年人口占比、老年人口占比表现出负向效应。

通过面板固定效应模型估计虽然解决了混合最小二乘估计存在的问题，但该模型要求所有解释变量不能与扰动项相关，即要保证解释变量的外生性，而本专著的政府卫生支出占政府财政总支出比重作为核心解释变量可能存在内生性：首先，政府卫生支出中包含了对居民医疗保险的缴纳、补贴等一些财政转移、公共医疗资源供给，这将有利于居民提高居民健康水平和可支配收入，进而有利于提高居民消费水平，推动地区生产发展，增加地区生产总值，从而增加政府税收收入，因而可能存在内生性问题。基于此，对政府卫生支出占政府财政总支出比重进行了外生性检验，结果显示其在 5% 的显著性水平上拒绝了外生性的原假设，表明地方政府卫生支出占政府财政总支出比重具有内生性。因为内生性会使普通最小二乘估计结果产生有偏或非一致性问题，所以需要对内生性影响进行控制，而通常控制内生性问题的有效方法就是采用工具变量（IV）估计。

采用工具变量估计前首先要选择合适的工具变量，而工具变量的有效选取要满足两个条件：一是相关性，工具变量要与内生解释变量相关；二是外生性，工具变量要与扰动项不相关，工具变量对被解释变量产生影响只能通过内生解释变量，而不能通过其他方式。而且多个工具变量有利于

表 5.10　全国 OLS、TSLS 和 LIML 估计结果

模型	(1) POOLED OLS	(2) FE OLS	(3) RE OLS	(4) TSLS	(5) TSLS交叉项	(6) LIML	(7) LIML交叉项
health	5.65***	4.25***	4.85***	15.10***	14.27***	15.32***	14.35***
inctax	-1.48**	-12.32***	-5.81***	-0.60		-0.58	
contax	-0.41	-2.41***	-1.37***	-0.95**		-0.96**	
income	0.22***	0.11***	0.17***	0.15	0.13*	0.15	0.13*
urban	1.38***	1.06***	1.58***	1.78***	1.68***	1.79***	1.69***
avegdp	0.07***	0.16***	0.11***	0.05**	0.07**	0.05**	0.07**
young	0.65*	-1.88***	-0.35	0.46	0.66*	0.45	0.66*
old	-0.19	-5.51***	-3.31***	-1.18	-1.01	-1.20	-1.02
inctax × contax					-15.24		-15.12
常数项	-0.65***	0.71***	-0.16	-1.05***	-1.08***	-1.06***	-1.09***
R – Square 或 Centered R – Square	0.89	0.90	0.89	0.83	0.84		0.84
F 检验		12.61 [p = 0.00]					

续表

模型	(1) POOLED OLS	(2) FE OLS	(3) RE OLS	(4) TSLS	(5) TSLS交叉项	(6) LIML	(7) LIML交叉项
Breusch and Pagan LM检验			105.96 [p=0.00]				
Hausman检验			88.89 [p=0.00]				
Endogeneity test [health]				4.84 [p=0.02]	7.58 [p=0.01]	4.84 [p=0.03]	7.58 [p=0.01]
Kleibergen-Paaprk LM检验				11.91 [p=0.00]	20.34 [p=0.00]	11.91 [p=0.00]	20.34 [p=0.00]
Hansen J检验				0.64 [p=0.42]	0.20 [p=0.65]	0.63 [p=0.43]	0.20 [p=0.65]

注：①***、**、*分别表示在1%、5%和10%的水平上显著；

②FE表示固定效应，固定效应F检验原假设为：所有个体虚拟变量都为零。如果拒绝原假设说明固定效应优于混合回归；FE表示随机效应，Breusch and Pagan LM检验原假设为：不存在个体随机效应。如果拒绝原假设说明随机效应优于混合回归。

③Endogeneity test原假设为：被检验变量为外生的。如果拒绝原假设则说明被检验变量为内生性变量，需要使用内生性模型进行估计。

④Kleibergen-Paaprk LM检验原假设为：工具变量不可识别。如果拒绝原假设说明工具变量选择合理。

⑤Hansen J检验原假设为：工具变量是过度识别的。如果接受原假设，说明工具变量选择不合理。

增加估计结果的有效性，基于此，本书选取地区卫厕覆盖率和地区卫生机构密度两个变量作为工具变量。地区卫厕覆盖率、地区卫生机构密度基本也满足我们选择工具变量的两个条件：从相关性来看，地区卫厕覆盖属于公共卫生范畴，主要由政府卫生投入支持，而卫厕覆盖率高与政府卫生支出有着必然联系；地区卫生机构大部分属于政府管理，而卫生机构也属于卫生支出范畴，卫生机构的建立必然会有政府的投入，机构密度也体现了政府对卫生支出的关注度。从外生性来看，地区卫厕覆盖属于公共事业，其建设支出主要有政府承担，居民使用也不会产生消费支出，所以卫厕覆盖率不会对居民消费产生影响；卫生机构密度由土地面积和机构数决定，机构建设不需要居民承担费用，而居民去卫生机构进行消费支出也是身体健康状况出现问题才会产生，并不会因为卫生机构密度增大而提高居民消费支出，地区土地面积属于自然地理因素，面积大小与居民消费并无必然联系，所以研究所选工具变量既满足了与内生变量的相关性条件，也符合与扰动项无关的外生性条件。

表 5.10 中 TSLS 估计、LIML 估计的 Kleibergen - Paaprk LM 统计量 p 值均为 0.00，在 1% 的显著性水平下强烈拒绝工具变量不可识别的原假设，表明工具变量与内生解释变量相关；Hansen J 检验统计量 p 值分别为 0.42、0.43，接受工具变量过度识别的原假设，表明工具变量与扰动项无关[1]，因此所选工具变量合理。

首先将 TSLS 估计与固定效应模型估计结果进行比较，可以发现，在采用工具变量对内生性进行控制之后，地方政府卫生支出占政府财政总支出比重对居民消费的影响效应从 4.25 增长到 15.10，个人所得税的影响从 -12.32 变成 -0.60，且不显著，消费税的影响从 -2.41 变成 -0.95，解释变量影响变化幅度较大，充分说明内生性使普通最小二乘估计产生严重偏差，因此采用工具变量回归是必要的。政府卫生支出包括医疗保障支出、医疗救助、医疗补贴、行政管理等事务支出，政府卫生支出占政府财政总支出比重较高，说明政府在卫生事业方面支出较多，政府通过对居民进行医疗救助、医疗补贴等方式提高了居民的可支配收入，有利于提高居

① Baum, Christopher F, Schaffer, Mark E, Stillman Steven. Enhanced routines for instrumental variables/generalized method of moments estimation and testing [J]. The Stata Journal, 2007 (4): 465 - 506.

民消费能力，推动消费；其次政府通过对居民进行医疗保险报销有利于推动居民对个人健康状况关注，促进居民的医疗卫生支出，政府卫生支出占政府财政总支出比重通过多个途径对居民消费产生较大影响。个人所得税税率表示居民要按照一定比例缴纳收入税，通过缴税居民的可支配收入减少，就会对居民消费能力造成一定影响，因此居民平均消费水平就会有所下降。消费税税率表示居民的消费支出要按照一定比例进行缴税，在我国居民的消费税可能通过产品价格进行体现，消费税过高可能导致商品价格过高，进而导致居民对产品的消费意愿降低，一定程度上会减少居民的消费支出。从控制变量的估计结果来看，对内生性进行控制之后，居民收入对居民消费水平的影响变得不显著，但仍表现为正向效应，可能原因是从全国层面上，高收入人群的消费支出相对较高，对居民消费水平具有拉动作用，而低收入人群的收入更倾向于储蓄，消费支出相对较少，会拉低居民的平均消费水平，两方效应互相作用使得收入的影响效应不显著；城市化水平、人均 GDP 水平对居民消费水平分别在 1%、5% 水平上表现出显著的正向效应，城镇人口增多，有利于推动金融、工业等各产业的发展，经济水平的提高有利于居民整体收入水平和消费能力的提升；少年人口占比对居民消费水平具有正向效应，老年人口占比对居民消费水平表现出负向效应，但两者均不显著，少年人口和老年人口都会催生相关产业的发展，而两者也会刺激居民储蓄意愿，最终影响效应依赖于两方效应的综合。

考虑到核心解释变量间可能存在交互作用，即变量可能相互影响进而影响居民消费水平，为了全面表现核心解释变量对居民消费水平的影响，在模型中加入三个核心解释变量的交互项，而前文模型推导过程中因为卫生支出占政府财政总支出的比重与个人所得税、消费税的交叉项的方差膨胀因子（VIF）较大，存在较强的共线性问题，所以模型中仅保留个人所得税和消费税的交叉项，加入交叉项的模型估计结果如表 5.10 所示。加入交叉项之后，居民收入、少年人口占比影响效应由不显著变为显著，说明税收对居民收入、少年人口占比的影响会对消费水平产生影响，居民收入、少年人口占比对居民消费水平具有显著正向效应。个人所得税和消费税的交叉项对居民消费水平具有较大的负向效应，但影响不显著，说明所得税和消费税的交互影响较大。

对 TSLS 和 LIML 的估计结果进行比较可以发现，加入交叉项之前和加入交叉项之后的 TSLS 估计和 LIML 估计结果的显著性、影响程度基本一致，同时相应检验统计量也通过了对工具变量的检验，说明本专著选取工具变量合理、模型估计结果稳健。

（2）东中西部地区。

①东部地区。东部地区的 OLS、TSLS 和 LIML 结果如表 5.11 所示。从表 5.11 中可以看到，固定效应模型的 F 统计量为 22.85，其 p 值为 0.00，拒绝原假设，认为固定效应模型要优于混合回归模型，随机效应模型的 Breusch and Pagan LM 检验表明接受随机效应模型要优于混合回归模型，Hausman 检验结果显示在 10% 的水平上拒绝原假设，应该选择固定效应模型。从固定效应模型估计结果来看，东部地区政府卫生支出占政府财政总支出比重对居民消费水平在 1% 的水平上具有正向效应，即政府卫生支出占政府财政总支出比重的增加有利于提高居民消费水平。个人所得税、消费税对居民消费水平有负向效应，表明税率提高会降低居民消费水平，但个人所得税的影响效应不显著。控制变量中居民收入对居民消费水平具有显著正向效应，但影响程度较小；而城市化水平在东部地区则表现出显著负向效应，而其他控制变量与全国固定效应模型基本一致。

考虑到内生性问题，所以在 OLS 基础上采用 TSLS 和 LIML 进行估计，对工具变量分别进行 Kleibergen – Paaprk LM 检验和 Hansen J 检验发现，TSLS 的 Kleibergen – Paaprk LM 检验 p 值为 0.01，Hansen J 检验 p 值为 0.16，有限信息最大似然估计的 Kleibergen – Paaprk LM 检验 p 值为 0.00，Hansen J 检验 p 值为 0.10，说明工具选取合理。LIML 和 TSLS 估计结果基本一致，说明估计结果稳健。

从面板固定效应回归与工具变量估计结果进行比较来看，面板固定效应回归中，地方政府卫生支出占政府财政总支出比重在 1% 水平上显著，而进行工具变量之后，政府卫生支出占政府财政总支出比重的显著性发生变化，在做交叉项回归之前，其影响变得不显著，交叉项回归其在 10% 水平上显著，但东部地区政府卫生支出占政府财政总支出比重对居民消费水平仍具有正向效应。工具变量回归后，个人所得税对居民消费水平具有正向效应，可能原因是在东部地区政府将高收入人群的个人所得税征收收入通过补贴、救助等方式转移给低收入人群，低收入人群通过个人消费带动整

表 5.11 东部地区 OLS、TSLS 和 LIML 估计结果

模型	(1) POOLED OLS	(2) FE OLS	(3) RE OLS	(4) TSLS	(5) TSLS交叉项	(6) LIML	(7) LIML交叉项
health	-0.08	6.50***	4.52***	8.93	5.12*	10.46	5.34*
inctax	2.23**	-1.08	2.71*	1.09		0.89	
contax	-1.16***	-2.14***	-1.50***	-0.52		-0.41	
income	0.06***	0.03**	0.04***	0.07	0.07	0.07*	0.07
urban	0.48**	-1.84***	-0.50	1.00***	0.78***	1.08***	0.78***
avegdp	0.22***	0.26***	0.23***	0.17***	0.18***	0.16***	0.18***
young	1.51**	-0.53	0.13	1.41***	1.31***	1.39***	1.31***
old	-3.43***	-4.93***	-4.51***	-2.56**	-2.95***	-2.41*	-2.92***
inctax × contax					18.19*		18.50*
常数项	-0.13	1.52***	0.58**	-0.74*	-0.42*	-0.85*	-0.43*
R – Square 或 Centered R – Square	0.94	0.96	0.96	0.91	0.93	0.90	0.93
F 检验		22.85 [p=0.00]					

续表

模型	(1) POOLED OLS	(2) FE OLS	(3) RE OLS	(4) TSLS	(5) TSLS 交叉项	(6) LIML	(7) LIML 交叉项
Breusch and Pagan LM 检验			208.85 [p=0.00]				
Hausman 检验			14.76 [p=0.06]				
Kleibergen - Paaprk LM 检验				9.24 [p=0.01]	19.10 [p=0.00]	9.24 [p=0.01]	19.10 [p=0.00]
Hansen J 检验				2.20 [p=0.16]	2.73 [p=0.10]	1.97 [p=0.16]	2.71 [p=0.10]

注：①***、**、*分别表示在 1%、5% 和 10% 的水平上显著；

②FE 表示固定效应，固定效应 F 检验原假设为：所有个体虚拟变量都为零。如果拒绝原假设说明固定效应优于混合回归；FE 表示随机效应，Breusch and Pagan LM 检验原假设为：不存在个体随机效应。如果拒绝原假设说明随机效应优于混合回归。

③Endogeneity test 原假设为：被检验变量为外生的。如果拒绝原假设则说明说明被检验变量为内生性变量，需要使用内生性模型进行估计。

④Kleibergen - Paaprk LM 检验原假设为：工具变量不可识别。如果拒绝原假设说明工具变量选择不合理。

⑤Hansen J 检验原假设为：工具变量是过度识别的。如果接受原假设说明工具变量选择合理。

体居民消费水平的提高；消费税仍然变现为负向效应，但工具变量回归后其效应不显著，居民收入的显著性水平、城市化水平的影响方向、少年人口占比的显著性水平和影响方向均发生变化，说明工具变量对OLS回归偏误进行了纠正。个人所得税与消费税交叉项在10%的水平上对居民消费水平表现出显著正向效应，说明在东部地区个人所得税的正向效应超过了消费税的负向效应。

②中部地区。中部地区的OLS、TSLS和LIML结果如表5.12所示。从表5.12中可以看到，面板固定效应模型的F统计量为16.96，其p值为0.00，拒绝原假设，认为面板固定效应模型要优于面板混合效应模型，面板随机效应模型的Breusch and Pagan LM检验表明接受面板混合效应模型要优于随机模型，而面板固定效应要优于面板混合效应OLS，所以选择面板固定效应模型。检验结果显示工具变量选取合理，模型估计结果稳健。

从面板固定效应估计结果可知，政府卫生支出占政府财政总支出比重对居民消费水平具有显著正向效应，个人所得税对居民消费水平表现出正向效应，但不显著，消费税对居民消费具有显著负效应。从TSLS估计结果来看，政府卫生支出占政府财政总支出比重却对居民消费水平表现出显著地负向效应，可能原因是政府对中部地区不断加大卫生投入，当达到一定程度后，出现边际效应递减，使得政府卫生支出占政府财政总支出比重的扩大对消费水平产生负向效应，或者通过各种医疗补贴降低了居民大部分个人医疗支出，进而降低了居民消费；个人所得税对消费水平具有显著负向效应，原因可能是中部地区居民收入水平大部分还处于平均水平，所得税缴纳导致其可支配收入减少，因而降低了消费支出，使整体居民消费水平下降；消费税对居民消费水平有负向影响趋势，但不显著，该地区居民可能大部分还处于对必需产品和服务的消费，消费税提高使其表现出消费降低趋势，但还不显著。居民收入、城市化水平、人均GDP水平、少年人口占比、老年人口占比的提高均会提升居民消费水平，中部地区的居民收入对居民消费水平具有显著正向效应，说明中部地区大部分居民还没有达到高收入水平，其消费受收入影响较显著；中部地区城市化水平还不高，推动中部地区的城市化，有利于推动经济发展、GDP水平和居民收入水平的提高，进一步提升居民消费水平；少年人口、老年人口所推动的产业发展效应高于居民的储蓄效应，因此对整体居民消费水平的提高具有正向

表 5.12　中部地区 OLS、TSLS 和 LIML 估计结果

模型	(1) POOLED OLS	(2) FE OLS	(3) RE OLS	(4) TSLS	(5) TSLS 交叉项	(6) LIML	(7) LIML 交叉项
health	0.12	1.60***	0.12	-2.37***	-2.27**	-2.58***	-2.28**
inctax	-2.15	0.86	-2.15	-3.44**		-3.55**	
contax	-0.18	-1.13***	-0.18	-0.54		-0.58	
income	0.42***	0.62***	0.42***	0.46***	0.49***	0.46***	0.49***
urban	0.29**	-0.83***	0.29**	0.28***	0.26***	0.28***	0.26***
avegdp	0.07***	0.04*	0.07***	0.10***	0.08***	0.10***	0.08***
young	-0.15	0.06	-0.15	0.03	0.17	0.05	0.17
old	2.22***	1.48***	2.22***	2.64***	2.62***	2.68***	2.62***
inctax × contax					-12.88		-12.95
常数项	-0.15	0.19*	-0.16	-0.14	-0.22**	-0.14	-0.22**
R – Square 或 Centered R – Square	0.98	0.99	0.99	0.98	0.98	0.98	0.98
F 检验		16.96 [p = 0.00]					

续表

模型	(1) POOLED OLS	(2) FE OLS	(3) RE OLS	(4) TSLS	(5) TSLS 交叉项	(6) LIML	(7) LIML 交叉项
Breusch and Pagan LM 检验			0.00 [p = 1.00]				
Kleibergen – Paaprk LM 检验				11.81 [p = 0.00]	10.86 [p = 0.00]	11.81 [p = 0.00]	10.86 [p = 0.00]
Hansen J 检验				1.78 [p = 0.18]	0.10 [p = 0.75]	1.70 [p = 0.19]	0.10 [p = 0.75]

注：①***、**、* 分别表示在 1%、5% 和 10% 的水平上显著；

②FE 表示固定效应，固定效应 F 检验原假设为：所有个体虚拟变量都为零。如果拒绝原假设说明固定效应优于混合回归；FE 表示随机效应，Breusch and Pagan LM 检验原假设为：不存在个体随机效应。如果拒绝原假设说明随机效应优于混合回归。

③Endogeneity test 原假设为：被检验变量为外生的。如果拒绝原假设则说明被检验变量为内生性变量，需要使用内生性模型进行估计。

④Kleibergen – Paaprk LM 检验原假设为：工具变量不可识别。如果拒绝原假设说明工具变量选择合理。

⑤Hansen J 检验原假设为：工具变量是过度识别的。如果接受原假设说明工具变量选择不合理。

效应。中部地区的个人所得税和消费税对居民消费均表现出负效应，因而两者交叉项对居民消费也表现为负向效应。

③西部地区。西部地区的 OLS、TSLS 和 LIML 结果如表 5.13 所示。从表 5.13 中可以看到，面板固定效应模型的 F 统计量为 3.44，其 p 值为 0.00，拒绝不同个体截距相同的原假设，认为面板固定效应模型要优于面板混合效应模型，面板随机效应模型的 Breusch and Pagan LM 检验 p 值为 0.03，拒绝面板混合效应模型更好的原假设，接受面板随机效应模型，Hausman 检验拒绝了面板随机效应模型，所以选择面板固定效应模型，且检验结果显示工具变量选取合理，模型估计结果稳健。

对于面板固定效应模型，政府卫生支出占政府财政总支出比重对居民消费表现出显著的正向效应，个人所得税对居民消费产生显著正向效应，消费税表现出负向效应，西部地区的城市化水平、人均 GDP 水平、少年人口比重均表现出负向效应，老年人口占比表现出正向效应，但不显著。控制变量效应与东西部相比表现出较大差异。TSLS 和 LIML 估计结果基本一致，说明模型结果具有一定稳健性，与固定效应相比，政府卫生支出占政府财政总支出比重为负向效应，且不显著，可能的原因是西部大开发以来，政府对西部投入加大，但投入使用效率偏低，没有达到实际效果，或者投入达到一定规模后，效益降低，导致了对居民消费水平的负向效应。西部地区居民低收入水平人口较多，可支配收入较少，政府通过征收个人所得税进行收入再分配，一定程度上有利于缓解低收入人群的低消费支出和储蓄意愿，促进居民消费水平。消费税的税率过高仍然会抑制居民消费意愿，降低居民消费水平。而在西部地区因为观念保守，少年人口占比较大使储蓄意愿效应大于其产业发展带来的正向效应，所以少年人口过多则不利于居民消费水平的提高。老年人口占比对消费水平表现为正向效应，这可能与样本考察期内 "人口红利" 集中释放、西部地区人口老龄化程度还未加剧、退休返聘、进入老龄阶段仍然从事劳动等情况有关。在西部地区如果城市化水平过高，可能只是大量刚满足一般生活所需人口被迫加入城市人口，其仍具有贫困脆弱性，而城市化水平的提高会提高物价水平，致使大量人口降低了消费意愿，居民整体消费水平下降。加入交叉项之前，人均 GDP 水平显示出显著负向效应，从加入交叉项之后的模型估计来看，人均 GDP 水平对居民消费水平具有正向效应，说明经济发展水平的

表 5.13　　西部地区 OLS、TSLS 和 LIML 估计结果

模型	(1) POOLED OLS	(2) FE OLS	(3) RE OLS	(4) TSLS	(5) TSLS 交叉项	(6) LIML	(7) LIML 交叉项
health	-0.63	-0.98**	-0.63	-0.97	-0.41	-1.06	-0.48
inctax	2.21***	3.27***	2.24***	2.29***		2.31***	
contax	-0.21*	-0.42*	-0.21*	-0.18		-0.17	
income	0.78***	0.81***	0.78***	0.80***	0.69***	0.80***	0.69***
urban	-0.18	-0.43	-0.18	-0.23	-0.10	-0.24	-0.11
avegdp	-0.01***	-0.02**	-0.01***	-0.01***	0.02	-0.01***	0.02
young	-0.76***	-0.85**	-0.76***	-0.77***	-0.48	-0.77***	-0.49
old	-0.75***	0.97	-0.74***	-0.75***	-0.40	-0.75***	-0.41
inctax × contax					-6.11		-5.93
常数项	0.31***	0.27*	0.30***	0.33*	0.23	0.34	0.23
R - Square 或 Centered R - Square	0.98	0.99	0.99	0.98	0.98	0.98	0.98
F 检验		3.44 [p = 0.00]					

续表

模型	(1)POOLED OLS	(2)FE OLS	(3)RE OLS	(4)TSLS	(5)TSLS 交叉项	(6)LIML	(7)LIML 交叉项
Breusch and Pagan LM 检验			3.47 [p=0.03]				
Hausman 检验			26.58 [p=0.00]				
Kleibergen – Paaprk LM 检验				9.24 [p=0.01]	6.34 [p=0.04]	9.24 [p=0.01]	6.34 [p=0.04]
Hansen J 检验				2.71 [p=0.10]	2.04 [p=0.15]	2.71 [p=0.10]	2.04 [p=0.15]

注：①***、**、* 分别表示在 1%、5% 和 10% 的水平上显著；
②FE 表示固定效应，固定效应 F 检验原假设为：所有个体虚拟变量都为零。如果拒绝原假设说明固定效应优于混合回归；FE 表示随机效应，Breusch and Pagan LM 检验原假设为：不存在个体随机效应。如果拒绝原假设说明随机效应优于混合回归。
③Endogeneity test 原假设为：被检验变量为外生的。如果拒绝原假设则说明被检验变量为内生性变量，需要使用内生性模型进行估计。
④Kleibergen – Paaprk LM 检验原假设为：工具变量不可识别。如果拒绝原假设说明工具变量选择合理。
⑤Hansen J 检验原假设为：工具变量是过度识别的。如果接受原假设说明工具变量选择合理。

提高对整体居民消费仍具有促进效应，但表现不显著。

综上所述，从全国范围、东部、中部、西部各个地区来看，政府卫生支出占政府财政总支出比重、个人所得税、消费税对居民消费水平的影响并不一样。从全国范围来看，政府卫生支出占政府财政总支出比重对居民消费水平具有正向效应，而个人所得税、消费税对居民消费水平均表现为负向效应；从东中西部各地区来看，政府卫生支出占政府财政总支出比重对整体居民消费水平在东部地区表现为正向效应，而在中西部地区则表现出负向效应。个人所得税在东西部地区对居民消费水平具有正向效应，而在中部地区为负向效应。消费税表现较为一致，其在各个地区对居民消费均具有抑制作用。个人所得税和消费税的相互作用对居民消费水平的影响则取决于两者的效应强弱，在东部地区所得税效应大于消费税，所以两者交叉项表现为正的效应，而在西部地区消费税效应大于所得税，交叉项表现为负效应，在全国、中部地区两者均为负向效应，所以交叉项仍为负向效应。

5.5 本章小结

本章对政府卫生支出效应展开研究，主要就政府卫生支出对个人卫生支出效应、政府卫生支出对经济发展效应、政府卫生支出门槛效应、政府卫生支出的居民消费效应进行分析。个人卫生支出效应显示，政府医疗财政支出对个人医疗支出具有"挤入"效应，虽然政府医疗财政支出在不断增长，但由于市场监管不力、医药企业违规操作、医院服务人员诱导就医等原因导致药品价格过高，病人就医过度，仍然增加了个人在医疗卫生上的支出。在其他条件不变的情况下，政府人均医疗卫生服务支出、政府人均人口与计划生育事务支出对人均医疗支出具有"挤出"效应，而政府人均医疗保障支出对人均医疗支出具有"挤入"效应。经济发展效应研究显示，政府人口与计划生育支出、政府卫生服务支出和政府行政管理事务支出对经济发展均没有显著的影响，而政府医疗保障支出对经济发展具有显著的促进作用。接着进行的门槛效应检验结果发现，当以固定资产投资作为门槛变量，政府医疗保障支出对经济发展的效应在不同的固定资产投资区间呈现出不同的促进效应。随着门槛值的升高，政府医疗保障支出对经济发展的影响也在逐渐增大。政府卫生支出对居民消费效应进行分析，认为其影响过程存在内生性，因此采用工具变量进行修正，通过研究发现，内生性使普通最小二乘估计产生严重偏差，采用工具变量回归是必要的。从全国来看，政府卫生支出占政府财政总支出比重通过医疗保障支出、医疗救助、医疗补贴、行政管理等多个途径对居民消费产生较大影响，个人所得税税率过高会导致居民消费水平有所下降，消费税过高可能导致商品价格过高，进而导致居民对产品的消费意愿降低，一定程度上会减少居民的消费支出。而从东中西部地区分别研究发现，不同地区由于经济发展水平、居民收入、居民消费意愿、储蓄意愿等因素的影响，各变量在不同地区对居民消费表现出不同的影响。

第6章 我国基本公共医疗服务的政府供给效率测度

基本公共医疗服务供给是我国民生发展的重要项目，而公共医疗服务主要由政府提供，因此政府供给效率是评价政府医疗服务的重要标准，本章节利用 DEA 方法和 Malmquist 指数对基本公共医疗服务的政府供给效率进行测度，并检验其收敛性，最后就供给效率的空间溢出效应展开进一步探讨分析。

6.1 政府基本公共医疗服务供给效率测度方法与指标体系

6.1.1 测度方法：DEA 方法

数据包络分析方法（Data Envelopment Analysis，DEA）由查理斯、库珀和罗迪思于 1978 年提出，DEA 模型可分为 BCC 模型和 CCR 模型，而 BCC 模型为基于产出导向的模型和 CCR 模型为基于投入导向模型。本书选择基于产出导向的 BCC 模型研究地方政府卫生支出效率。具体模型如下所示。

假设 DEA 模型有 n 个决策单元 DMU_j（$j = 1$，2，$\cdots$，J），每个 DMU 有 n 个投入项 $X_j = (x_{1j}$，x_{2j}，x_{3j}，$\cdots$，$x_{Mj})$ 和 n 个产出 $Y_j = (y_{1j}$，y_{2j}，y_{3j}，$\cdots$，$y_{Nj})$，对第 z 个 DMU 的综合技术效率可以从线性规划中得出。

$$\max. \ \eta_{j_0} = \frac{\sum\limits_{n=1}^{N} \alpha_n y_{nj_0}}{\sum\limits_{m=1}^{M} \beta_m x_{mj_0}}$$

$$\text{s. t.} \begin{cases} \dfrac{\sum\limits_{n=1}^{N} \alpha_n y_{nj}}{\sum\limits_{m=1}^{M} \beta_m x_{mj}} \leqslant 1 \ (j = 1, 2, \cdots, J) \\ \alpha_n \geqslant 0 (n = 1, 2, \cdots, M), \beta_m \geqslant 0 (m = 1, 2, \cdots, M) \end{cases} \qquad (6-1)$$

其中，x_j 为被测算单位的投入指标，y_j 为产出指标，λ_j 为各单位组合系数。

本书的目的在于探究我国地方政府在医疗服务领域的投入。如何在医疗投入规模一定的条件下产出最大的医疗卫生服务，所以本专著选取 BCC 模型来测算我国地方政府医疗卫生支出效率。

6.1.2　指标体系：Malmquist 指数

目前，国内外学者在实证分析中普遍采用 Fare 等（1994）构建的基于 DEA 的 Malmquist 指数。其基本形式如下：

$$M^t = \frac{D^t(x^{t+1}, y^{t+1})}{D^t(x^t, y^t)} \qquad (6-2)$$

式（6-2）表示以 t 期的技术水平为参照，从 t 到 t+1 期的全生产要素生产率变化。在规模收益可变的假设下，通过恒等变换可将 Malmquist 指数进行分解，分解公式如式 6-3 所示。

$$M_0(y^{t+1}, x^{t+1}, y^t, x^{t+1}) = \frac{D_0^{t+1}(x^{t+1}, y^{t+1})}{D_0^t(x^t, y^t)} \times \left[\frac{D_0^t(x^t, y^t)}{D_0^{t+1}(x^t, y^t)} \times \frac{D_0^t(x^{t+1}, y^{t+1})}{D_0^{t+1}(x^{t+1}, y^{t+1})}\right]^{\frac{1}{2}} =$$

$$\frac{S_0^{t+1}(x^{t+1}, y^{t+1})}{S_0^t(x^t, y^t)} \times \frac{D_0^{t+1}(x^{t+1}, y^{t+1}/\text{VRS})}{D_0^t(x^t, y^t/\text{VRS})} \times \left[\frac{D_0^t(x^t, y^t)}{D_0^{t+1}(x^t, y^t)} \times \frac{D_0^t(x^{t+1}, y^{t+1})}{D_0^{t+1}(x^{t+1}, y^{t+1})}\right]^{\frac{1}{2}}$$

$$(6-3)$$

从式（6-3）可得出全要素生产率变化 = 总技术效率变化（EC）×技术水平变化（TC）= 规模效率变化（SEC）×纯技术效率变化（PEC）×技

术变化（TC）。而 SEC、PEC、TC 都可以通过 DEA 方法测算。

（1）数据来源。

本书的实证研究中采用的数据为 2007 ~ 2016 年全国 31 个省、直辖市、自治区（由于西藏地区的数据缺失较多，所以未纳入为研究对象）。各项指标的数据来自相应年份的《中国统计年鉴》《中国卫生统计年鉴》和《中国财政年鉴》。

（2）数据处理。

如果有些地区出现连续多年数据缺失的情况，则需要用外推法来对缺失值进行处理。如果变量 y 在第 t 年的观测值为 y_t，第 t + 1 的观测值为 y_{t+1}，则 t + 2 的缺失值可以由以下式子得出：$y_{t+2} - y_{t+1} = y_{t+1} - y_t$，即 $y_{t+2} = 2y_{t+1} - y_t$。

（3）指标设计。

政府卫生支出的根本目标是在有限的卫生资源条件下，实现公共医疗卫生服务的最优供给，以获得最大限度的健康产出。从这一角度，我们可以将政府卫生支出的目标划分为中间目标和最终目标。因此，政府卫生支出效率的分析实质上就是要评估这两个目标的达成情况。

根据政府卫生支出的两个阶段的目标，本专著选取医疗卫生机构、每千人口卫生技术人员、每千人口医疗卫生机构床位数、诊疗人次数、病床使用率、人口死亡率、人口自然增长率、甲乙类法定报告传染病发病率、卫生厕所普及率和累计改水受益总人口等指标来反映地方政府在医疗服务领域的投入所取得的产出情况。我国政府 2007 ~ 2016 年在医疗服务领域投入的产出情况如表 6.1 所示。

表 6.1　　　　2007 ~ 2016 年政府医疗服务领域投入的产出情况

指标名称	最大值	最小值	平均值	标准差
门诊诊疗人次（亿次）	2.56	0.53	1.88	0.75
甲乙类法定报告传染病发病率（%）	302.00	232.13	262.89	25.37
门诊住院人均医疗费（元）	5077.44	9141.66	7225.28	1388.96
病床使用率（%）	76.52	89.00	85.03	3.50
5 岁以下儿童中重度营养不良率（%）	1.33	2.06	1.56	0.26
人口死亡率（%）	5.83	6.07	5.95	0.09
传染病病死率（%）	0.89	1.26	1.11	0.12

鉴于前文提及的目前国内测度政府公共医疗卫生服务供给效率的研究在选取投入和产出指标时存在医疗服务投入和产出指标不统一，对医疗服务质量的考察较少两个不足，本部分内容根据地方政府卫生支出的最终目标选取门诊诊疗人次等七个指标来反映地方政府在医疗服务领域的投入所取得的产出情况。我国地方政府 2007～2016 年在医疗服务领域投入的产出情况如表 6.1 所示。

6.2　各地区政府基本公共医疗服务供给效率的实证分析

6.2.1　静态效率分析

研究运用以产出为导向的 BCC 模型，利用 Deap2.1 软件对投入和产出数据进行处理，得到 2007～2016 年我国地方政府卫生支出效率，结果如图 6.1 所示。

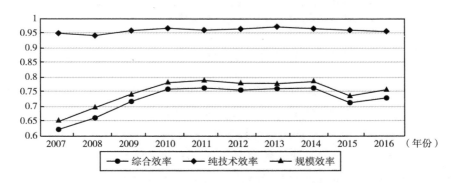

图 6.1　2007～2016 年我国地方政府卫生支出效率

图 6.1 显示了 2007～2016 年 31 个省区市政府卫生支出静态效率平均值的变化趋势。其中综合效率、规模效率、纯技术效率分别可以衡量决策单元的总体效率情况、规模效率情况以及技术进步情况，综合效率＝规模效率×综合效率。从中可以看出 2007～2016 年我国综合效率以及规模效率

均呈增长趋势，分别从 0.62 增长至 0.73、从 0.65 增长至 0.76；而纯技术效率变化趋势不明显。值得关注的是在 2015 年综合效率与规模效率呈下降趋势。从图 6.1 中还可以看出 2007～2016 年我国地方政府卫生支出综合效率受到其规模效率影响明显，而其纯技术效率对地方政府卫生支出综合效率影响微弱。

我们用 2007～2016 年各省市区政府卫生支出平均综合效率为代表分析各地区之间总效率的差异，如图 6.2 所示。从图 6.2 中可以看出，综合效率最低的是贵州，最高的为宁夏。其中在 0.8 以下的有贵州、内蒙古、黑龙江等 22 个地区。综合效率大于 0.9 的地区有 9 个。从图 6.2 中还不难看出，东部地区的综合效率普遍较高，东北地区及中部地区普遍较低。

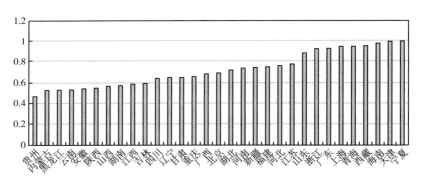

图 6.2　2007～2016 年我国地方政府卫生支出综合效率均值排名

观察各地区 2007～2016 年政府卫生支出纯技术效率排名，我们可以看出纯技术有效的地区有 9 个，占全国省份比为 29%。而纯技术效率不为 1 的地区有 22 个，其中黑龙江省纯技术效率最低，为 0.8739（见图 6.3）。因此，黑龙江进一步提高政府管理水平和实施健康医疗计划的合理性至关重要。通过调整卫生资源的配置结构，优化产出结构不仅可以提高纯技术效率进一步优化规模效率，从而使得综合效率得到全面提高。

规模效率是指在投入一定的条件下，技术效率的生产边界产出最佳规模的比例。规模效率越高，生产单位的生产规模越接近最佳生产规模，规模效率低意味着我们需要调整生产规模以提高生产力。我们用 2007～2016 年平均规模效率为代表来分析各地区之间规模效率的差异，如图 6.4 所示，我国地方政府卫生支出规模效率最低的是贵州，最高的为宁夏。其中在 0.8 以下的地区有 22 个，其他 9 个地区的规模效率大于 0.8。全国各地区平均的规模效率为 0.750。

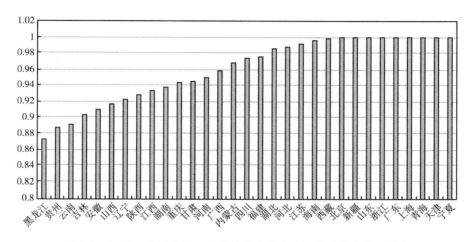

图 6.3　2007～2016 年我国地方政府卫生支出纯技术效率均值排名

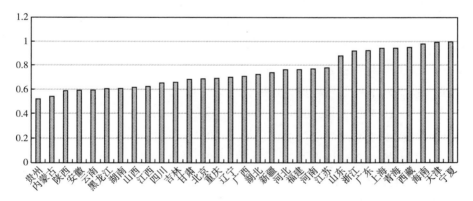

图 6.4　2007～2016 年我国地方政府卫生支出规模效率均值排名

6.2.2　地方政府卫生支出动态效率测度

由于 BCC 模型只能反映地方政府卫生支出的静态效率，运用 Malmquist 指数继续测算各地区政府卫生支出的动态效率，结果如表 6.2 所示。

表 6. 2　　　　　2007～2016 年我国地方政府卫生支出动态效率

时间	综合技术效率变动	技术进步	纯技术效率变动	规模效率变动	全要素生产率
2007～2008	1.061	0.743	0.991	1.071	0.789
2008～2009	1.081	1.35	1.019	1.06	1.459
2009～2010	1.076	0.793	1.008	1.068	0.853
2010～2011	1.002	0.8	0.993	1.009	0.802
2011～2012	0.991	0.956	1.004	0.986	0.947
2012～2013	1.008	0.902	1.008	1	0.91
2013～2014	1.005	0.815	0.994	1.012	0.819
2014～2015	0.927	0.923	0.995	0.932	0.856
2015～2016	1.024	0.92	0.994	1.029	0.941
均值	1.018	0.898	1.001	1.018	0.914

表 6.2 中显示 2007～2016 年我国政府卫生支出的 Malmquist 指数均值为 0.914，表明 10 年间我国政府卫生支出的全要素生产率呈下降趋势，而导致全要素生产率下降的原因为技术进步，10 年间技术进步均值为 0.898。2007～2016 年综合技术效率变动指数均值为 1.018，表明我国政府卫生支出综合技术效率呈上升趋势，且综合结束效率的上升主要受到规模效率变动的影响。10 年间只有 2008～2009 年技术进步指数大于 1。我们观察 10 年间综合技术效率变动指数，可以看出 2011～2012 年以及 2014～2015 年的综合技术效率变动指小于 1，分别为 0.991 与 0.927，导致综合技术效率下降的原因与纯技术效率与规模效率的变动有关。2009 年的全要素生产率之所以增长，究其原因，我们认为与国家新医疗体制改革的推进和医保体系的健全有着密切关系。

表 6.3　　2007～2016 年各地区平均 Malmquist 指数及其分解排名

	综合技术效率变动	技术进步	纯技术效率变动	规模效率变动	全要素生产率
北京	1.065	0.889	1	1.065	0.947
天津	1	0.863	1	1	0.863

续表

	综合技术效率变动	技术进步	纯技术效率变动	规模效率变动	全要素生产率
河北	1.053	0.924	1.001	1.052	0.973
山西	1.027	0.91	0.996	1.031	0.935
内蒙古	1.019	0.885	1.015	1.004	0.902
辽宁	1.02	0.928	1	1.02	0.946
吉林	1.034	0.879	0.984	1.051	0.909
黑龙江	1.014	0.92	0.999	1.015	0.933
上海	1.036	0.852	1	1.036	0.883
江苏	1.017	0.937	1	1.017	0.953
浙江	1.041	0.936	1	1.041	0.974
安徽	1.021	0.924	1.001	1.02	0.944
福建	1.002	0.915	0.992	1.01	0.917
江西	1.023	0.918	1.013	1.01	0.939
山东	1.027	0.935	1	1.027	0.961
河南	1.031	0.932	1.016	1.014	0.961
湖北	1.001	0.925	1.007	0.994	0.927
湖南	0.993	0.922	1.004	0.989	0.916
广东	0.963	0.942	1	0.963	0.907
广西	0.982	0.916	1.001	0.981	0.9
海南	0.995	0.866	1	0.995	0.861
重庆	0.984	0.911	0.995	0.988	0.896
四川	1.015	0.934	1.011	1.004	0.948
贵州	1.026	0.886	0.995	1.03	0.909
云南	1.037	0.921	0.997	1.04	0.955
西藏	1.048	0.838	1.002	1.046	0.878
陕西	0.998	0.912	0.989	1.01	0.91
甘肃	1.023	0.876	1.004	1.019	0.896

续表

	综合技术 效率变动	技术进步	纯技术效率 变动	规模效率 变动	全要素 生产率
青海	1.046	0.804	1	1.046	0.841
宁夏	1	0.806	1	1	0.806
新疆	1.039	0.855	1	1.039	0.888
均值	1.018	0.898	1.001	1.018	0.914

表 6.3 显示 Malmquist 指数都是下降的，平均下降 8.6%，主要影响因素是技术进步，我们认为想要提高政府卫生支出效率，一方面要加大卫生财政投入，另一方面要采取措施改善我国医疗卫生技术的投入模式。其中下降幅度较低（5% 以内）的地区为：河北、浙江、山东、河南。其中浙江的全要素生产率最高，为 0.974，说明浙江省医疗管理水平相对其他地区处于领先水平。下降幅度较大（15% – 20%）的地区有：青海，宁夏。其中宁夏的全要素生产率最低，为 0.806，而导致这一现象的原因是技术进步指数低下。说明该地区的医疗卫生服务需从技术发展入手，使其科学、技术、生产紧密结合，促进科学技术以及医疗卫生服务协调发展。

6.3　各地区政府基本公共医疗服务供给效率的收敛性分析

6.3.1　测度方法

本书借鉴 R. J. Barro 的研究，运用下式检验我国地方政府卫生支出全要素生产率是否存在绝对 β 收敛。

$$\ln(TFP_{i,t}/TFP_{i,0}) = \beta_0 + \beta_1 \ln TFP_{i,0} + \varepsilon_{i,t} \tag{6-4}$$

其中，$TFP_{i,t}$ 和 $TFP_{i,0}$ 分别表示末期和初期第 i 地区政府卫生投入的全要素 Malmquist 指数，β_1 若显著为负则说明存在绝对 β 收敛。而绝对 β 收敛，其回归结果仅仅取决于初期协调发展的水平，并不受到其他控制变量的影响。事实上，各地区的发展会由于经济水平、科学技术以及地理位置等影响因素导致不同。条件 β 收敛就是不仅在考虑到初期协调发展水平，同时加入控制变量即影响因素来考察自身的稳态，具体公式如 6 - 5 所示。

$$\ln(TFP_{i,t}/TFP_{i,0}) = \beta_0 + \beta_1 \ln TFP_{i,0} + \gamma X_{i,t} + \varepsilon, \varepsilon \in (0, \sigma^2) \quad (6-5)$$

其中，$X_{i,t}$ 为控制变量，γ 是其系数。

6.3.2　β 收敛性检验

为了进一步反映各区域之间效率的差异程度，本专著选取 2009 年新医改后政府卫生支出全要素生产率为指标，运用 Stata 软件对数据进行运算，对全国及东、中、西、东北部地区的动态效率值进行收敛性分析。在进行条件收敛分析时，本书借鉴现有研究成果，从城乡、文化、经济三个方面选取城镇人口比（urban）、文盲率（WML）和政府卫生支出占财政支出比例（health）三个指标并将其纳入模型中。

城镇人口比重：指居住于城市、集镇的人口占一个城市的总人口比例。城镇人口比重的高低可以有效地反映出一个地区的城市化水平。

文盲率：15 岁以上不会写字或者不会读书的人口占 15 岁以上人口的比例，一个地区的文盲率能够反映该地区的人口受教育程度。

政府卫生支出占财政支出比例：通过地方政府卫生支出占地方财政支出比重可以观测到一个地区政府的重视程度。

由表 6.4 的估计结果不难看出，无论是不考虑外部影响因素的绝对收敛分析还是考虑外部影响因素的相对收敛分析，全国和东部、中部、西部、东北部四大区域的 β 估计值都为负，且除了中部相对收敛没有通过显著性检验，其余都通过了的显著性检验，说明全国各地区之间都存在政府卫生支出效率的绝对收敛和相对收敛。

表 6.4 显示，β 绝对收敛检验时，全国、东北部、中部、西部和东部地区的 β 估计值分别为 - 1.0590、- 1.1407、- 1.0159、- 1.0895、- 1.0567，表明四大区域内部都存在绝对收敛但效率差异程度不同。东北部地区的效率绝对收敛趋势最明显，西部地区次之，中部地区收敛趋势最弱。原因主要是东北部各地区经济发达程度普遍偏低，医疗服务条件普遍较差，使得地区之间政府卫生支出效率的差距不大，表现出较明显的收敛趋势；表 6.4 还显示，

表 6.4　基于 tfp 的政府卫生支出效率绝对收敛和相对收敛

统计量	全国		东北地区		中部地区		西部地区		东部地区	
	绝对	相对	绝对	相对	绝对	相对	绝对	相对	绝对	相对
β_1	-1.0590***	-0.1949***	-1.1407***	-0.4677***	-1.0159***	-0.2097	-1.0895***	-0.1672***	-1.0567***	-0.2307***
urban	—	0.0015***	—	0.0004	—	0.0066*	—	0.0041**	—	0.0026**
WML	—	0.0030***	—	0.0155*	—	0.0168**	—	0.0046**	—	0.0309***
health	—	-0.0003	—	-0.0011	—	-0.0073	—	0.0050	—	-0.0024
β_0	-0.1390***	-0.1343***	-0.0968***	-0.0629	-0.1340***	-0.3839	-0.1632***	-0.3162***	-0.1378***	-0.3066**

注：*、**、*** 分别表示在10%、5% 和 1% 水平上显著。

β 相对收敛检验时，全国、东北部地区、中部地区、西部和东部地区 β 估计值均小于 0，分别为 −0.1949、−0.4677、−0.2097、−0.1672、−0.2307。说明这三个影响因素是促使各地区和各区域之间政府卫生支出效率条件 β 收敛的动力因素。

6.4　地方政府基本公共医疗服务供给效率的溢出效应分析

6.4.1　研究方法

6.4.1.1　空间计量模型

空间自相关检验。

地理学第一定律提出：每个事物之间都是有相关性的，并且关联度越高事物会离得更近。进行空间计量的先决条件是度量各地区之间的空间距离，为此，我们把 n 个地区的地理空间数据记为 $\{x_i\}_{i=1}^n$，其中 i 与 j 表示的是地区 i 与地区 j。把地区 i 与地区 j 之间的距离记为元素 w_{ij}，则可定义为空间权重矩阵如下。

$$w = \begin{pmatrix} w_{11} & \cdots & w_{1n} \\ \vdots & & \vdots \\ w_{n1} & \cdots & w_{nn} \end{pmatrix} \tag{6-6}$$

其中，主对角线上的元素 $w_{11} = \cdots = w_{nn} = 0$（相同区域的距离表示为 0）。空间权重矩阵是一个对称矩阵。常用的空间权重矩阵为空间相邻权重矩阵。

$$w_{ij} = \begin{cases} 1 & \text{当区域 i 与 j 之间为邻居关系} \\ 0 & \text{当区域 i 与 j 之间为非邻居关系} \end{cases} \tag{6-7}$$

由于数据间存在空间相关性所以才使用空间计量方法，若无空间相关性，则使用普通计量方法。"空间自相关"是指区域相近的地区具有相似的变量取值。空间自相关分为空间正相关和空间负相关，空间正相关是指高值地区与高值地区，低值地区与低值地区聚集，而空间负相关则是指高值地区与低值地区聚集。若高值地区与低值地区随机分布则不存在空间相关性。度量空间相关性的方法中最为广泛的为"莫兰指数"，公式如下。

$$I = \frac{\sum\limits_{i=1}^{n}\sum\limits_{j=1}^{n} w_{ij}(x_i - x)(\bar{x}_j - \bar{x})}{s^2 \sum\limits_{i=1}^{n}\sum\limits_{j=1}^{n} w_{ij}} \qquad (6-8)$$

其中，$s^2 = \dfrac{\sum\limits_{i=1}^{n}(x_i - \bar{x})^2}{n}$ 为样本方差，而 $\sum\limits_{i=1}^{n}\sum\limits_{j=1}^{n} w_{ij}$ 为所有空间权重矩阵之和。莫兰指数的取值范围为 $[-1, 1]$，I 大于 0 则表示空间正相关，I 小于 0 表示空间负相关，若 I 接近于 0 则表示地区之间的相关性较弱。莫兰指数可以分解为全局莫兰指数和局域莫兰指数，全局莫兰指数表示总体相关性，局域莫兰指数则是把某一年区域内每一个地区的莫兰指数分解出来，表示的是这一地区的聚集情况。莫兰指数可看作为将观察值与其空间滞后的相关系数。

6.4.1.2　空间计量模型

（1）模型的选择。

首先考察面板的空间自回归模型，具体公式如下。

$$\begin{cases} y_{it} = \tau y_{i,t-1} + \rho w_i' y_t + x_{it}\beta + d_i' X_t \delta + u_i + \gamma_t + \varepsilon_{it} \\ \varepsilon_{it} = \lambda m_i' \varepsilon_t + v_{it} \end{cases} \qquad (6-9)$$

其中，w_i' 为空间权重矩阵 w 的第 i 行，$w_i' y_i = \sum\limits_{j=1}^{n} w_{ij} y_{jt}$，$w_{ij}$ 为空间权重矩阵 W 的 (i, j) 元素；而 u_i 为区域 i 的个体效应。如果 u_i 与 X_{it} 相关，则为固定效应模型；反之，则为随机效应模型。在决定使用固定效应还是随机效应模型时，可进行通常的 Hausman 检验。$y_{i,t-1}$ 为被解释变量 y_{it} 的一阶滞后（即动态面板；如果不是动态面板，可命令 $\tau = 0$）；$d_i' X_t \delta$ 表示解释变量的空间滞后，d_i' 为相应空间权重矩阵 D 的第 i 行；γ_t 为时间效应；而 m_i' 为扰动项空间权重矩阵 M 的第 i 行。下面将对如何区分空间自回归模型进行解释。[1]

---

① 陈强. 高级计量经济学及 Stata 应用（第二版）［M］. 北京：高等教育出版社，2014：593-594.

ⅰ. 如果 $\lambda = 0$，则为"空间杜宾模型"（Spatial Durbin Model, SDM）。

ⅱ. 如果 $\lambda = 0$ 且 $\delta = 0$，则为"空间自回归模型"（Spatial Autoregression Model, SAR）。

ⅲ. 如果 $\tau = 0$ 且 $\delta = 0$，则为"空间自相关模型"（Spatial Autocorrelation Model, SAC）。

ⅳ. 如果 $\tau = \rho = 0$ 且 $\delta = 0$，则为空间误差模型（Spatial Error Model, SEM）。

（2）溢出效应的分解机制。

空间杜宾模型可以通过 Le Sage 和 Pace（2009）提出的偏微分方法对被解释变量溢出效应进行分解，并分别从总效应、直接效应、间接效应三个方面阐述。其中，直接效应为被解释变量对本地造成的影响，间接效应为被解释变量对邻近地区造成的影响。具体计算方法如下。

$$Y = (I - \ell W)^{-1} \alpha l_n + (I - \ell W)^{-1}(X_t \beta + WX_t \theta) + (I - \ell W)^{-1} \varepsilon \tag{6 - 10}$$

整理得：

$$Y = \sum_{r=1}^{k} S_r(W) x_r + V(W) l_n \alpha + V(W) \varepsilon \tag{6 - 11}$$

其中，$S_r = V(W)(I_n \beta + W\theta_r)$，$V(W) = (I_n - \rho W)^{-1}$，$I_n$ 为 n 阶单位矩阵。将上式转换成矩阵的形式可以得到式（6 - 12）。

$$\begin{bmatrix} y_1 \\ y_2 \\ \vdots \\ y_n \end{bmatrix} = \sum_{r=1}^{k} = \begin{bmatrix} S_r(w)_{11} & S_r(w)_{12} & \cdots & S_r(w)_{1n} \\ S_r(w)_{21} & S_r(w)_{22} & \cdots & S_r(w)_{2n} \\ \vdots & \vdots & \ddots & \vdots \\ S_r(w)_{n1} & S_r(w)_{n2} & \cdots & S_r(w)_{nn} \end{bmatrix} \begin{bmatrix} x_{1r} \\ x_{2r} \\ \vdots \\ x_{nr} \end{bmatrix} + v(w) \varepsilon \tag{6 - 12}$$

总效应、直接效应和间接效应计算形式如下。

$$\bar{M}(r)_{ATI} = n^{-1} I_n S_r(w)_{I_n} \tag{6 - 13}$$

$$\bar{M}(r)_{ADI} = n^{-1} \text{trace} S_r(w) \tag{6 - 14}$$

$$\bar{M}(r)_{AII} = n^{-1} \{ I_n S_r(w)_{I_n} - \text{trace} S_r(w) \} \tag{6 - 15}$$

6.4.2 指标的选取

借鉴现有的研究成果，本书考虑城乡因素、文化因素、经济因素和人口因素可能对地方政府卫生支出效率的空间溢出效应产生重要影响，因此选取城镇人口比重、文盲率、政府卫生支出占财政支出比重、人均 GDP、财政分权和人口密度作为解释变量（见表6.5）。

表6.5 空间计量模型影响因素的选取

指标（单位）	计算方法
城镇人口比例（%）	地区城镇人口/地区常住人口×100%
文盲率（%）	15 岁以上的文盲人数/15 岁以上的总人口数×100%
政府卫生支出占财政支出比重（%）	地方政府卫生支出/地方财政支出×100%
人均 GDP（元/人）	地区生产总值/地区常住人口
财政分权（%）	地方财政一般预算支出/重要财政支出×100%
人口密度（人/平方公里）	地区常住人口/地区总面积

6.4.3 实证分析

（1）全局莫兰指数测算。

政府卫生支出效率是一个与经济、文化、人口、地域发展等因素都有密切相关的空间多维综合性问题，不仅如此，相邻地区的经济发展、人口聚集等因素也可能会对本地政府卫生支出效率产生影响。因此，从理论上讲，地方政府卫生支出效率存在空间相关性，为验证该假说，在此利用莫兰指数加以检验。

研究运用 Stata 软件对我国 2007 ~ 2016 年地方政府卫生支出静态综合效率全局空间自相关进行检验，结果如表所示。

表 6.6 显示，2007 ~ 2016 年我国地方政府卫生支出静态综合效率 Moran's I 值均为正数，并通过 5% 的显著性水平检验，说明这 10 年间我国地方政府卫生支出效率具有空间正相关性，即我国地方政府卫生支出效率为空间聚集型。同时从 Moran's I 值的变化趋势我们可以看出，2007 ~ 2014

表 6.6　　　政府卫生支出静态综合效率的全局空间相关性检验

年份	Moran's I 值	P 值
2007	0.201	0.021
2008	0.22	0.016
2009	0.256	0.007
2010	0.22	0.017
2011	0.246	0.009
2012	0.255	0.008
2013	0.292	0.003
2014	0.336	0.001
2015	0.32	0.001
2016	0.315	0.002

年，我国地方政府卫生支出效率的空间关联度越来越强，在 2015～2016 年略微下降。同时本专著还对影响政府卫生支出效率的因素进行空间自相关检验，结果如表 6.7 所示。

表 6.7 显示，我国城镇人口比例、文盲率、政府卫生支出占财政支出比例、人均 GDP、财政分权以及人口密度这六项指标中，除财政分权的检验结果不显著，其他五项指标在 5% 的显著性水平下均通过了空间自相关检验，说明六项指标都存在全局自相关，表现出一定的空间集聚现象。

（2）局部莫兰指数测算。

虽然全局莫兰指数的测算结果显示 2007～2016 年我国地方政府卫生支出效率均具有空间正相关性，但并无法揭示哪些地区位于高聚集区域，哪些地区位于低聚集区域。鉴于此，本部分研究选取我国完成深化医药卫生体制五项重点改革 3 年任务的攻坚之年：2009～2011 年，运用 Stata 软件测算各地区政府卫生支出效率的局部莫兰指数，以期进一步揭示我国地方政府卫生支出效率是否存在局部空间聚集现象。本专著运用 Arcmap10.2 刻画莫兰散点图分布现象。

空间正相关区域主要集中在我国东北部、东部以及西部地区。其中，低低聚集区主要集中在东北部地区的内蒙古、辽宁、吉林、黑龙江以及西部地区的四川、云南、重庆、贵州、广西等地，属于政府卫生支出效率低的地区之间聚集。高高聚集地区主要集中在东部地区的北京、江苏、上海、

表 6.7　地方政府卫生支出影响因素空间相关性检验

指标 / 年份	城镇人口比例		文盲率		政府卫生支出占财政支出比例		人均 GDP		财政分权		人口密度	
	莫兰指数	p 值	莫兰指数	p 值	莫兰指数	p 值	莫兰指数	p 值	莫兰指数	p 值	莫兰指数	p 值
2007	0.271	0.002	0.19	0.008	0.219	0.009	0.384	0	0.117	0.074	0.226	0
2008	0.273	0.001	0.183	0.006	0.042	0.239	0.389	0	0.036	0.255	0.22	0
2009	0.28	0.001	0.15	0.011	-0.004	0.393	0.388	0	0.033	0.265	0.215	0
2010	0.272	0.002	0.162	0.007	0.069	0.169	0.401	0	0.05	0.214	0.211	0
2011	0.265	0.002	0.163	0.006	0.123	0.073	0.398	0	0.067	0.168	0.209	0.001
2012	0.259	0.002	0.147	0.005	0.081	0.143	0.383	0	0.09	0.119	0.207	0.001
2013	0.261	0.002	0.142	0.002	0.411	0	0.37	0	0.085	0.128	0.206	0.001
2014	0.26	0.002	0.131	0.004	0.383	0	0.352	0	0.089	0.121	0.207	0.001
2015	0.269	0.002	0.209	0.001	0.472	0	0.349	0	0.069	0.156	0.21	0.001
2016	0.274	0.001	0.138	0.003	0.308	0	0.36	0	0.079	0.135	0.211	0.001

浙江等地以及西部地区的西藏、青海等地，属于政府卫生支出效率高的地区之间聚集。而河南在这三年中都呈现空间负相关聚集型，呈现高低聚集现象，说明该地区政府卫生支出效率低与政府卫生支出效率高的地区相邻。

（3）空间计量模型。

在验证了我国地方政府卫生支出效率具有空间相关性后，下一步我们通过构建空间面板计量模型，以进一步分析城镇人口比例、文盲率、政府卫生支出占财政支出比例、人均 GDP 和人口密度等因素在空间面板计量模型中对地方政府卫生支出效率的影响。

本书在选择空间模型时，借鉴了 Ertur、Koch（2011）的思路，即先估计一个不受任何约束的 SDM 模型，接着检验 SDM 模型是否可以进行简化。因此本书根据式 6-9 先选择了 SDM 模型估计，仍运用 Stata 软件对数据进行运算，然后进行 Wald 检验和 LR 检验，检验 SAR 模型和 SEM 模型是否嵌套于 SDM 模型。结果如表 6.8 所示。

表 6.8   **SDM 模型估计结果及检验**

变量名称	SDM 模型固定效应	SDM 模型随机效应
城镇人口比例	0.0110 **	− 0.00109
文盲率	− 0.00698 *	− 0.00628
政府卫生支出占财政支出比例	0.0165 **	0.0177 **
人均 GDP	0.00000243	0.00000306 *
财政分权	0.473 *	0.373
人口密度	0.000984 ***	0.000132
rho	0.519 ***	0.517 ***
Hausman 检验	0.00	
Wald 检验	chi2（5）= 8.3　Prob > chi2 = 0.0000	
LR 检验	chi2（5）= 25.96　Prob > chi2 = 0.0001	
	AIC	BIC
SDM 模型	− 687.2068	− 634.8948
SAC 模型	− 841.149	− 811.2564

注：* 、** 、*** 分别表示在 10%、5%、1% 水平上显著。

Wald 检验与 LR 检验结果显示，均否定了 $\lambda = 0$ 且 $\delta = 0$ 或 $\tau = \rho = 0$ 且 $\delta = 0$ 的假设。根据式 6-10，再进一步检验 SAC 模型与 SDM 模型哪者更

为合适。结果显示 SDM 模型的 AIC 以及 BIC 绝对值均小于 SAC 模型，所以本专著更适用于 SDM 模型。SDM 模型 Hausman 检验的 p 值为 0.000 < 0.05，在 5% 的显著性水平上拒绝选择随机效应模型假设，因此空间杜宾模型固定效应模型更适用。

从空间杜宾模型估计结果来看解释变量空间滞后项系数（rho）显著不为零。Le Sage andPace（2009）提出当被解释变量空间滞后项系数显著不为零时，采用空间杜宾模型系数度量溢出效应会存在系统性偏差。[①] 所以在进行回归分析时，如果解释变量空间滞后项系数显著不为零时，则要进一步对空间杜宾模型进行空间效应分解，才能准确反映各解释变量对本地区及邻近地区政府卫生支出效率的影响方向和程度。鉴于此，本书将空间杜宾模型进行分解，得到各解释变量的总效应、直接效应和间接效应，结果如表 6.9 所示。

表 6.9   **SDM 模型下空间溢出效应分解**

变量名称	总效应	直接效应	间接效应
城镇人口比例	− 0.0032115 ***	− 0.0019761 ***	− 0.0012354 ***
文盲率	− 0.0016742 ***	− 0.0010302	− 0.000644
政府卫生支出占财政支出比例	0.0078264 ***	0.0048158 ***	0.0030106
人均 GDP	1.33 ***	8.21 ***	5.13 ***
财政分权	− 0.115438 ***	− 0.0710317	− 0.0444063
人口密度	0.0000458 ***	0.0000282 ***	0.0000176 ***

注：*** 表示在 1% 水平上显著。

从表 6.9 中我们可以看出，我国地方政府卫生支出效率影响因素中，城镇人口比例总效应、直接效应、间接效应均显著为负，这说明随着城镇人口比例的增加不仅会导致本地区地方政府卫生支出效率下降，还会导致邻近地区政府卫生支出效率下降。分析原因，我们认为随着城镇化比例的提高，人们的医疗需求也会相应提高，而随着日益便捷的交通服务和医疗服务，人们往往会选择到更加发达的地区或者国家进行就诊，从而导致政

[①] 李延军，史笑迎，李海月．京津冀区域金融集聚对经济增长的空间溢出效应研究［J］．经济与管理，2018（1）：21 – 26．

府卫生支出效率下降。

文盲率这一指标的总效应、直接效应、间接效应均为负，但直接效应与间接效应均未通过显著性水平检验，说明文盲率的升高会导致地方政府卫生支出效率的降低，但空间效应分解后对本地区与邻近地区的影响微弱。可以解释为，居民的文化素质的低下，会对于一些常见的疾病的传播预防不太了解，容易增加患病概率，同时居民受教育程度越低，当患病时与医院的沟通、对医疗卫生服务的需求、医疗机构的选择，以及准确获取医疗服务信息等难度都会加大。此外，也会对人们配合政府对医疗卫生进行监督的意识产生一定的影响，从而使得政府卫生支出效率将会降低。

政府卫生支出占财政支出比例的总效应和直接效应显著为正，间接效应为负但未通过显著性水平检验。说明本地区政府卫生支出占财政支出比例的提高会对本地区政府卫生支出效率产生正向影响，本地政府对医疗卫生领域的投入越大，会使政府卫生支出效率提高。分析原因，我们认为，随着地方政府在医疗卫生领域投入的加大，将能够提供更好的医疗服务，因此可以提高政府卫生支出效率。

人均 GDP 这一指标的总效应、直接效应、间接效应均显著为正，说明人均 GDP 的提高会使得地方政府卫生支出效率提高，这一影响不仅表现在对本地区的政府卫生支出效率有促进作用，也体现在对邻近地区有明显促进作用，可以解释为富裕地区的居民对医疗卫生服务有更多和更高质量的需求，从而可能会给当地政府施加更大的压力，促使地方政府通过提高医疗卫生服务水平来提高其卫生支出效率。

财政分权总效应为负，且通过显著性水平检验，直接效应与间接效应也为负但不显著，说明财政分权力度越大，越不利于地方政府卫生支出效率的提高。可以解释为，财政分权引起的政府竞争可能导致地方政府公共品的提供不足，政府竞争可能导致政府卫生支出规模缩小从而降低卫生支出效率。

人口密度三大效应均显著为正，人口密度越高的地区政府卫生支出效率越高。我们认为较高的人口密度可以降低政府的管理和监督的成本，因此有利于提高政府卫生支出效率。

6.5 本 章 小 结

本章运用 DEA 和 Malmquist 指数对基本公共医疗服务的政府供给效率及收敛性、公共医疗服务供给效率的溢出效应进行研究发现，2007～2016年我国综合效率以及规模效率均呈增长趋势，而纯技术效率变化趋势不明显。我国地方政府卫生支出综合效率受到其规模效率影响明显，而其纯技术效率对地方政府卫生支出综合效率影响微弱。从分析结果不难看出，东部地区的综合效率普遍较高，东北地区及中部地区普遍较低。10 年间我国政府卫生支出的全要素生产率呈下降趋势，我国政府卫生支出综合技术效率呈上升趋势，且综合技术效率的上升主要受到规模效率变动的影响。收敛性分析结果显示，四大区域内部都存在绝对收敛但效率差异程度不同。东北部地区的效率绝对收敛趋势最明显，西部地区次之，中部地区收敛趋势最弱。空间相关性检验结果显示，空间正相关区域主要集中在我国东北部、东部以及西部地区。空间溢出效应分析结果显示，财政分权力度越大，越不利于地方政府卫生支出效率的提高，人口密度越高的地区政府卫生支出效率越高。

第7章　主要结论和政策建议

　　各国基本公共医疗服务的供给主要取决于各个国家的社会制度、经济发展水平和社会发展取向，但世界各国在对基本公共医疗卫生服务的供给的测度这一问题上都尚处于积极探索阶段。如美国的医疗卫生体系模式是充分的市场化所带来的自由选择与昂贵费用的矛盾体，日本是高费用的全民福利医保，英国是福利国家理念与服务低效率并存，德国是良好的公平性与完备的保障，新加坡则是独特的个人储蓄式医保制度等。虽然各个国家的医疗服务体系存在着各种各样的问题，但是其基本实现了公平性、可及性与效率。而且现如今，很多学者对 OECD 国家的公共卫生支出进行了大量研究，结果发现基本公共医疗卫生支出对人民健康具有不可或缺的影响，在提高和保障人民健康水平的同时，也对劳动力市场的健康发展具有基础性影响，与国家经济发展具有明显的因果关系，公共卫生支出与私人卫生支出对健康具有高度替代效应，医疗投入对不同年龄不同性别人口预期寿命具有不同影响，针对 OECD 组织中不同国家的研究结论，学者也提出了医疗体制的走向应该重点关注公平和效率的统一、公共筹资是重要卫生筹资手段、严格控制药品价格和费用、控制个人医疗费用比例、强调卫生服务的基础性作用等。很明显我国基本公共医疗卫生支出的发展与很多 OECD 国家存在相似之处，但同时因为国家现实发展情况不同，其之间也存在差别，结合国内外对 OECD 国家的公共卫生支出建议，本书将对我国基本公共服务供给现状、政府卫生支出效应、公平性和供给效率的分析结论进行总结，最后围绕本专著结论提出对我国基本公共医疗服务发展具有建设性的政策建议。

7.1　主要研究结论

通过对政府基本公共医疗卫生服务供给的统计测度研究，本书得到了几项重要的研究结论，现将主要结论总结如下：

通过对我国政府公共医疗服务供给的测度研究发现，1990～2016年卫生总费用绝对量是逐年增长的，但是其增长率却并不是持续增长的，因为不同时间段相关政策的变化，卫生总费用增长率呈现增长—下降—增长—下降的波动趋势，近几年因为卫生总费用的筹资方式开始进行优化调整，卫生总费用增速逐渐放缓，但卫生总费用规模仍然持续增长。虽然卫生总费用和人均卫生费用是逐年增长的，但是卫生总费用占GDP比重却仍然不高。

2013～2015年政府卫生支出位居前三位的一直是广东、山东和河南，2015年政府卫生支出排名第一的广东是排名最后的西藏的13倍还要多，西藏的政府卫生支出不足问题凸显。各地区的政府卫生支出状况参差不齐，存在发展不平衡现象。从2013～2015年各地区个人卫生支出的卫生总费用占比来看，个人卫生支出占比较高地区在逐年减少。通过对2014年和2015年的个人卫生支出增长率进行比较，我国整体个人卫生支出状况没有好转，仍然存在较多问题。

从政府医疗服务的供给规模来看，1995～2016年以来的医疗机构床位数和医疗卫生人员都呈现增长趋势，而医疗卫生机构数在这二十年里虽有起伏，但没有出现较大增长或减少，2016年与1995年医疗机构数基本持平。但随着其他医疗资源的投入，我国的人均寿命延长，婴儿死亡率、孕产妇死亡率、新生儿死亡率等均降低，我国的居民健康水平整体提高。

尽管我国政府卫生支出在逐年增长，但是在2007年之前政府卫生支出增长率在大多数时间均低于财政支出增长率，2007～2009年政府卫生支出增长率均远远超出了当年财政支出增长率，此后政府卫生支出增长率迅速回落，基本没有出现较大差距。政府卫生支出占财政支出比重变化趋势可以分为两个阶段，1990～2006年政府卫生支出占财政支出的比重总体呈现下降趋势，2006～2016 年政府卫生支出占财政支出的比重呈现逐年增长趋势。

社会卫生支出总额在 1990～2016 年是逐年增长的，从 1990 年的 293.1 亿元增长到 2016 年的 19096.68 亿元，2016 年相比于 1990 年增长了 64.15 倍，涨幅巨大。社会卫生支出增长率从 1991～1994 年缓慢提高，1994～2000 年急剧下降，而 2002～2003 年因为 SARS 疫情在全国蔓延，社会各机构进行的社会捐赠援助、社会办医支出迅速提高，仅一年时间社会卫生支出增长率急速拉升至 27.07%，但 2010～2016 年大部分年份的社会卫生支出增长率基本均低于 20%。社会卫生支出占卫生总费用的比重基本呈现两阶段趋势，从 1990～2001 年社会卫生支出占卫生总费用比重呈现逐年下降态势，在卫生总费用的筹资结构中社会卫生支出比重迅速降低，在 2001～2016 年社会卫生支出占卫生总费用比重总体呈现上升趋势，基本达到了大部分研究所认为的"三四三"筹资结构。

从个人卫生支出及其增长率情况来看，1990～2016 年个人卫生支出总体呈现逐年增长趋势，27 年个人卫生支出规模扩大了近 49 倍，而期间个人卫生支出增长率却出现了几次较大波动，但人均个人卫生支出增长率与个人卫生支出增长率趋势完全一致，人均个人卫生支出在城镇居民家庭人均收入中所占比重基本保持在稳定状态。

从政府和居民和非合作博弈的分析中发现，三人博弈的两难问题说明，公共物品不适合由私人也就是居民提供，因为对私人来说提供公共物品是一个劣策略。只有由具有强制力约束的地方政府出面，才能达到帕累托最优。在完全竞争的市场下，市场调节作为基础性调节，有利于将资源按照社会的需求进行最优配置。但是，在公共医疗服务领域，一方面它并不是完全竞争的市场，另一方面，由于其公共产品的属性，对资源的分配不仅注重效率，还要兼顾公平性。在纯粹的市场机制下，人人享有基本卫生服务的要求难以实现，因此，市场机制在公共医疗服务领域应当发挥基础性的调节作用，同时，政府应通过计划的手段，在卫生产业的整体宏观调控、总量控制、结构调整、规模布局等方面发挥作用，以解决重大的资源配置与利益调整。

通过对中央转移支付和地方政府医疗服务的供给效率进行比较发现，地方财政收入相对中央转移支付，对公共医疗服务水平的总体贡献更大；

各省份人均外商直接投资一定程度上反映了地方政府对更具有经济效益的公共投资的偏好程度，人均外商直接投资越大，说明该地区为了争取外来投资而竞争的意愿越强，从而会降低对提供公共医疗服务的偏好；地区间的竞争对公共医疗服务供给水平产生负向影响等。

从政府卫生支出的使用结构来看，1998～2016 年，各项经费支出基本均呈现逐年增加的趋势，尤其是从 2002 年开始，随着国内一系列医疗制度的建立与实施，政府医疗卫生支出快速增长，增长率也是大幅度提高，尽管与其他三项支出相比，医疗卫生服务支出占政府卫生支出比重逐年减少，从 1998～2016 年下降了 15.95 个百分点，但是医疗服务支出在政府卫生总支出中仍然占有较高比重，是政府卫生支出的重要组成部分。医疗保障支出占政府医疗支出的比重于 2011 年完全超过了医疗服务支出，开始在政府医疗卫生支出中占据重要地位，显示政府医疗卫生支出向需求方倾斜，政府卫生政策从供给方为主向需求方为主的重大转变。从政府卫生支出的省际分配结构来看，中国政府医疗卫生支出主要由地方政府承担，地区经济发展水平及地方财政状况的巨大差异，各省份投入同样极不均衡，导致中国政府卫生支出省际、区域之间存在巨大的差异。从 2016 年区域分布的东、中、西、东北部分布来看，总体而言，西部地区总的医疗卫生支出占全国医疗卫生支出的比重最高，按全国四个区域平均分配来看，西部地区的医疗卫生支出占全国医疗卫生支出的比重高出平均水平，而东北部地区总的医疗卫生支出占全国医疗卫生支出的比重最低。总体来看，四个区域的人均政府卫生支出呈现出"西部地区＞东部地区＞中部地区＞东北部地区"，东北部地区的人均政府卫生支出水平最低。从各级政府负担结构来看，中央与地方财政卫生投入均呈现持续快速增长的趋势。地方财政医疗卫生支出占总政府卫生支出的比重远高于中央财政医疗卫生支出占总政府卫生支出的比重，表明我国医疗卫生支出主要来自于地方政府。中央财政收入水平很高，财政支出水平相对较高，但是在医疗卫生方面的财政支出水平较低；中央财政医疗卫生支出水平不仅与国家财政医疗卫生支出水平差距较大，也与中央财政收入的收入水平、支出水平不相对称，尽管中央财政收入比重、财政支出比重都呈现下降趋势，但是中央财政支出下降的幅度要大于中央财政收入下降的幅度，总体看中央财政收入仍占有较大比重，而中央财政医疗卫生支出的增长幅度要远低于国家财政医疗卫生支出的增长幅度。尽管新一轮的卫生体制改革强化了中央政府的财政投入责任，但是仍未改变地方政府的卫生投入为主的整体形势，这是中国不同地区健康投入不平衡、公共健康服务公平性低的重要原因。

在分析政府卫生投入对个人卫生支出的影响时所进行的描述统计以及实证分析是建立于总量和结构效应两个维度之上的，通过这两个维度来分析将政府卫生支出对个人卫生支出的影响。在描述性统计中可以发现，在政府医疗财政投入的四个构成部分中，2015 年前后医疗保障支出和行政管理支出急剧增长，政府人均医疗保障支出规模超过了政府人均医疗卫生服务支出；多年来，政府医疗财政支出和个人医疗的规模医疗支出大幅增加。实证结果表明，政府人均医疗支出在总效应方面促进了人均医疗消费支出的增加。也就是说，政府医疗支出对个人医疗支出具有"挤入"效应。政府医疗财政支出每增加 1 元，人均医疗支出增加 0.246 元。这一结果表明，政府医疗财政支出的增加在一定程度上带动了个人医疗支出的增加，它无法缓解居民"看病贵，看病难"的问题，这也验证了政府医疗财政支出逐年增加但却对减轻居民个人医疗负担的作用并不大的现实情况。因此，根据实证分析结果，政府单纯地增加医疗财政支出的规模并不能从根本上减少居民个人医疗卫生支出。从结构效应来看，政府人均医疗卫生服务支出、政府人均人口与计划生育事务支出对居民人均医疗支出均表现为"挤出"效应。两者的增加将促进人均医疗支出的减少，而政府医疗保障的人均支出则对居民人均医疗支出产生"挤入"效应。由于社会保障政策的影响，其增长将促进居民人均医疗支出的增加。此外，自然人口增长率和城市化水平的提高将大大增加居民人均医疗支出，而消费价格指数的增加将减少居民的医疗支出。

在政府卫生投入对经济发展的门槛效应中发现，政府医疗保障支出对经济发展具有门槛效应。当人均固定资产投资的门槛变量处于较低水平范围时，政府医疗保障支出对经济发展的促进作用为 1.074 倍；当人均固定资产投资处于中等水平范围内时，政府医疗保障支出对经济发展的促进作用为 1.097 倍；当人均固定资产投资处于高水平范围时，政府医疗保障支出对经济发展的促进效应将增加到 1.114 倍。作为控制变量，教育支出、老年人口比例和青少年人口比例对经济发展的影响与 Lasso 回归基本相同。少年人口比例因其人力资源占用减弱而改善了其促进经济发展的作用。从前一部分的实证分析可以看出，在政府卫生支出的四个构成部分中，政府医疗保障支出对促进经济发展具有重要作用，而医疗卫生服务支出，行政事务支出，人口和计划生育支出对经济发展没有重大影响。进一步分析政府医疗保障支出与经济发展的实证结果表明，政府医疗保障支出对经济发展具有门槛效应。当人均固定资产投资处于不同水平时，政府医疗保障支出均会促进经济增长，但影响程度不同。当人均固定资产进入高水平投资区间时，政府医疗保障支出的增长将对经济发展起到重大促进作用。

政府卫生投入对居民消费的效应分析中，借鉴 Devarajan，Swaroop 和 Zou 的思想，在 Barro 理论基础上进行扩展，通过理论推导发现，政府卫生支出占总支出比重、个人所得税、消费税均会对居民消费水平产生影响，在此基础上，以 2002～2014 年除去西藏以外的 30 个省区市的面板数据为样本，采用工具变量法实证分析了我国全国范围、东中西部地区政府卫生支出占总支出比重、个人所得税、消费税、所得税和消费税交叉项对居民消费水平的影响。通过实证分析发现：（1）在全国范围内，政府卫生支出占总支出比重对居民消费水平具有显著正向影响，个人所得税和消费税对居民消费水平均表现出负向影响，且消费税影响显著，二者交互作用对居民消费水平表现出较大的负向相应。（2）在东中西部地区的估计结果来看，政府卫生支出占总支出比重、个人所得税、消费税、所得税和消费税交叉项中，除了消费税在各个地区对居民消费水平均表现为负向影响，其他三个变量在各地区的影响并不一致。政府卫生支出占总支出比重在东部地区对居民消费具有促进作用，而在中西部地区表现为负向作用；个人所得税在东西部地区有利于居民消费水平的提高，而在中部地区却会降低消费水平；个人所得税和消费税交叉项的影响取决于所得税、消费税的交互作用，其在东部地区表现为正向影响，而在中西部地区表现为负向影响，但交互项在各个地区影响不显著。（3）研究发现居民收入对居民消费水平在各地区均具有促进作用，人均 GDP 水平大部分情况也都具有正向影响，城市化水平、少年人口占比、老年人口占比在不同地区的影响并不相同。

对政府卫生支出公平性的分析中，从总体趋势上来看我国政府卫生支出的基尼系数和泰尔指数的结果是一致的，2005～2014 年我国政府卫生支出公平性逐渐提高，而 2015 年与 2016 年略微下降。近年来政府加大了在公共卫生方面的投入，逐步建立以政府为主导的公共卫生体制，保障实现公共卫生服务均等化。在实现卫生投入区域公平上有了明显的改进。通过泰尔指数分解，我们得出区域间差异小于区域内差异。本书认为造成这一差异的主要原因是我国医疗卫生投入的区域不均衡性受到重视，并且新医改以来这一现象得到改善，不过应该注意的是区域内部的不均衡性，究其原因，我们发现造成区域内部不均衡主要是因为东部政府卫生支出的不均衡导致。东部各省份中包含北京，江浙沪等这些政府卫生支出较高的省份，也包含福建，海南等这些政府卫生支出较低的省份，本书认为这是造成东部省份政府卫生支出不平等性较高的主要原因。从资源配置来看，我国医疗卫生资源的配置在 2009 年"新医改"后的一年中明显趋于均等化，但是 2011 年以后不均等趋势又开始逐年加强。医疗卫生资源配置的不均等主要由各地区内各省间的不均等引起的，而近年来省际城乡内部的配置不均等则对省际间的配置不均等起到了主要作用。城乡内医疗卫生资源配置的不均等对全国医疗卫生资源配置不均等的贡献越来越大，城乡内配置不均等完全由城乡地区内差距所造成。

地方政府卫生支出静态效率的 BCC 模型中发现，2007～2016 年我国地方政府卫生支出综合效率受到其规模效率影响明显，而其纯技术效率对地方政府卫生支出综合效率影响微弱。观察各地区 2007～2016 年政府卫生支出纯效率排名，我们可以看出纯技术有效的地区有 9 个，占全国省份比为 29%。而纯技术效率不为 1 的地区有 22 个，其中黑龙江纯技术效率最低。运用 Malmquist 指数测算各地区政府卫生支出的动态效率发现，2007～2016 年我国政府卫生支出的 Malmquist 指数均值为 0.914，表明 10 年间我国政府卫生支出的全要素生产率呈下降趋势，而导致全要素生产率下降的原因为技术进步，且我们认为与国家新医疗体制改革的推进和医保体系的健全有着密切关系。从各地区来看，技术进步使 Malmquist 指数均下降。

对医疗服务供给效率溢出效应的分析中可知，2007～2016 年我国地方政府卫生支出静态综合效率 Moran's I 值可以看到我国地方政府卫生支出效率为空间聚集型。2007～2014 年，我国地方政府卫生支出效率的空间关联度越来越强，在 2015～2016 年略微下降，不同地区间呈现出不同程度的高低集聚现象。从空间模型及其效应分解结果来看，本地区政府卫生支出占财政支出比例的提高会对本地区政府卫生支出效率产生正向影响，本地政府对医疗卫生领域的投入越大，会使政府卫生支出效率提高。随着城镇人口比例的增加不仅会导致本地区地方政府卫生支出效率下降，还会导致邻近地区政府卫生支出效率下降。文盲率的升高会导致地方政府卫生支出效率的降低，但空间效应分解后对本地区与邻近地区的影响微弱。人均 GDP 的提高会使得地方政府卫生支出效率提高，这一影响不仅表现在对本地区的政府卫生支出效率有促进作用，也体现在对邻近地区有明显促进作用。财政分权力度越大，越不利于地方政府卫生支出效率的提高，而人口密度越高的地区政府卫生支出效率越高。

7.2　政策建议

　　基于以上研究结论可知，我国基本公共医疗卫生服务供给中仍然存在较多问题，因此想要推动我国基本医疗卫生体制的健康持续发展，就需要明确发展中存在的问题和引发机制，从影响根源、影响路径、传导机制等环节找到解决方案。经过本专著系统分析，从供给规模、结构、公平、效应和效率几个方面得到以下思考。

　　政府医疗财政支出对个人卫生支出的影响较为显著，因此政府必须最大限度地利用其内在规律和影响机制，改善政府的卫生支出效率，建立减轻个人卫生支出负担的医疗机制。政府不能只以盲目增加医疗支出规模来拉动医疗服务的整体减负效应，还要结合其规模效应和结构效应，在控制财政支出规模的同时，政府也应注意调整各部分结构的相关医疗支出以期适应社会医疗需求，促进个人医疗支出健康发展。政府适当增加医疗卫生服务支出、人口与计划生育支出上转移支付财政补贴力度，同时增加医疗服务供应商对卫生保健的资金投入，从而有效减少个人医疗支出负担。同时有效治理卫生机构可能会出现的"以药补医"现象，减轻居民就医所需担负的卫生支出费用。政府的医疗保障支出的增加将提高个人医疗卫生支出水平的现象是由我国现行医疗保障体制所引起的。首先，政府应在提升人民健康保障的同时，通过宏观调控确保财政支出与我国社会发展水平一致，避免居民个人就医产生巨大负担。从结构效益的实证结果可以发现，仍有其他因素影响个人医疗费用。我国应该有效控制消费物价指数的快速上涨，防止消费价格指数的暴涨而降低居民的医疗和健康服务的支出能力。其次，实证结果也显示，人口自然增加率所代表的居民健康水平对个人的医疗卫生支出产生了很大的影响。所以，居民需要提高自身的健康水平，注意日常的健康检查，提高预防疾病的意识，这有助于减轻居民个人的医疗卫生支出负担。最后，各地区都应该努力提高经济发展水平、城市化水平，增加地区的居民收入，这样才能增加人们对健康的投入，减轻家庭、个人医疗和健康服务支出负担。

　　我国现在面临着经济增长新常态，需要对影响我国经济增长可能性的因素进行有效的分析并加以把控，我国现行经济增长依然属于资本与社会劳动的高投入高消耗增长方式，这种粗放型的经济增长方式已经无法适应现在的经济大环境，政府应充分掌握影响经济发展的各项因素，通过经济发展因素的机构调整和优化加大全社会固定资产投入，以期通过扩大投资来实现生产规模的扩大和生产能力的提高，最后达到提高有效供给以促进经济有效增长的目的。由于固定资产投资水平会影响政府卫生支出对经济发展的效应，因此在扩大人均固定资产投资使其达到中高水平的基础上，增加政府医疗财政支出的同时不断调整和优化其支出结构。政府医疗保障支出作为需求方的投入，其目的是为了保障全社会居民"人人享有基本医疗服务"，因此政府医疗财政投入应更多地向医疗保障支出倾斜，唯有如此，才能有效缓解居民医疗服务支出压力，提高劳动力健康水平，从而提高居民消费能力，也唯有如此，才能通过刺激消费者需求，最终通过消费增长达到促进经济增长的健康产出功能。推动我国医疗保障制度的不断完善，调整医疗保障结构，改善医疗保障市场环境，构筑完善、公正的市场环境，释放我国医疗体制改革活力，从而营造完善有效的医疗和健康运行环境。同时需要通过优惠政策鼓励民间资本加大对医疗卫生领域的投资，还需要通过多渠道多方式激励社会居民积极参加医疗保险，以此促进医疗卫生保障制度的外部性，从而减少不必要的福利损失。政府还要加快老年人口和少儿人口相关健康产业的发展，如老年人的专业医疗、面向老年人的金融保险、面向婴幼儿的保险、教育，引导就业人口向这些健康产业转移，通过提高内需有效推动经济发展。最后，政府要重视人力资本投资，适当扩大对教育的投资，扩大教育范围，提高劳动力综合素质，着力确保经济快速增长和人才储备，从而为经济发展提供质量高的人力资源。

随着国际形势、金融危机等世界局势的变化，出口、对外贸易等经济增长方式受到影响，因而促进消费、扩大内需是推动我国经济可持续发展的重要途径。通过政府卫生支出对居民消费的结果分析可以得到启示：基于政府卫生支出占总支出比重在全国和东部地区具有促进消费的作用，可以适当扩大其比重来刺激消费，拉动内需，鉴于其在中西部地区对消费产生负向作用，因而要对其进行控制，提高效率，避免因过度投入带来负面效应；基于个人所得税在不同地区的影响，政府要重点关注税收对低收入人群消费水平的影响，通过调节税收提高低收入人群的消费能力，发挥低收入人群拉动内需的重要作用；因为所得税和消费税具有交互作用，目前低收入人口仍较多，可以通过提高正向效应因素使其交互作用发挥积极影响；要提升居民的整体收入水平，提高其可支配收入和消费能力，而因城市化水平、少年人口占比、老年人口占比在不同地区对消费影响不同，所以各地区地方政府则需要根据自身实际情况进行调节，如有的地区贫困人口较多，可能并不能过快提高其城市化水平，老年人口、少年人口可能会提高储蓄，政府可以通过各项政策措施提高人口福利和社会保障，降低居民的储蓄意愿，真正意义上提高居民消费水平，实现我国经济的平稳健康发展。

对我国政府卫生支出公平性进行测度，有助于政府优化资源配置，有针对性的合理分配公共财政。根据本书的测算结果，要缩小政府卫生支出配置的区域差异，提高政府卫生支出的均等化水平，应加强以下工作：应适当巩固中央财政集权，保障全国医疗卫生支出均等化水平的提高；明确划分各地区政府的医疗卫生支出责任，加强省级地区的医疗卫生支出责任。研究结果表明，我国区域内的政府卫生支出差异大于区域间的政府卫生支出差异，因此我国各地政府应加强统筹我国东部、中部、西部以及东北部各地区的政府卫生支出合理配置。逐步缩小区域之间以及区域内部各省的差异，统筹安排和优化配置我国政府卫生资源；对我国区域内部差异进行分解发现东部地区政府卫生支出区域内部差异对总体差异的贡献率最大。东部地区受各省市经济发展水平影响较大，政府卫生支出均等化也相应受到其经济水平影响，要提高东部政府卫生支出均等化程度应制定相应政策帮扶转移，整体提高该区域经济发展，实现我国经济社会和谐发展。

通过对政府卫生支出效率结果来看，本书认为想要提高政府卫生支出效率，一方面要加大卫生财政投入，另一方面要采取措施改善我国医疗卫生技术的投入模式。通过调整卫生资源的配置结构，优化产出结构不仅可以提高纯技术效率进一步优化规模效率，从而使综合效率得到全面提高；利用空间溢出效应，打破行政壁垒。地方政府的医疗服务应打破地区间的行政壁垒，方便异地医疗服务，同时加强与邻近地区的各种医疗交流与合作，同时还要充分利用区域溢出效应机制，才能更好地实现本地区基本医疗服务的有效供给。推动区域卫生投入的均衡发展，对于偏远经济不发达地区的医疗卫生服务需从技术发展入手，使其科学、技术、生产紧密结合，促进科学技术以及医疗卫生服务协调发展；城镇化可以为居民带来巨大的生活便利和收入机会，但为了提高政府卫生支出效率，不能盲目快速推进城镇化发展进程，要考虑到投入产出效率和整个经济的发展；推动教育发展，普及教育发展，提高居民文化素质，降低医疗知识普及难度，确保居民能够准确获取医疗服务信息，对医疗机构、医疗服务能够进行适当选择，减少医疗资源投入过度而造成的资源浪费，提高卫生支出、医疗服务效率。要将财政分权控制在一定的范围内，避免高度财政分权引起政府竞争导致的卫生支出效率下降；可以推动人口稀疏地区人口的集中生活，减少过度分散的人口带来的政府管理和监督成本而导致的医疗效率不高现象，从多方面影响效应入手，全面提高我国医疗服务供给效率。

　　通过对政府卫生支出效率的空间效应进行分析我们给出如下建议：我们应该大力实施区域协调发展战略，加强中西部地区的卫生建设，提高卫生效率水平，发挥政府卫生支出效率区域溢出的作用。加强地区间医疗卫生方面交流合作，发挥地区间整体协调和跨行政卫生合作的重要作用。要规范区域间卫生规则和政策，完善区域间环境政策的制定和实施，减少卫生支出效率的恶性竞争，避免盲目竞争和过度竞争。对于处于高高集聚区的东部地区，可以促进区域交流与合作，实现区域协调发展和共同进步。为降低卫生支出效率，改善"搭便车"行为，有必要在低集聚区建立西部和东北地区的标准化统一卫生法规和标准。为促进区域经济协调发展，政府应通过财税政策引导区域卫生资源流动，优化区域卫生中心布局。另一方面，政府可以通过区域卫生中心的合理布局，充分利用卫生支出效率的空间溢出效应，促进区域发展。此外，我们可以利用空间溢出效应来打破行政障碍。地方政府卫生服务应打破地区之间的行政壁垒，方便人们享受不同地方的医疗服务。同时，要加强与周边地区的医疗保健交流与合作，充分利用区域溢出效应机制，更好地实现地方基本医疗服务的有效供给。中国应充分利用现有政策及影响机制，优化人口结构，引导其合理分布，充分发挥人口优势，提高当地及周边地区的卫生支出效率。而且，我们需要加快区域经济的均衡发展。从中国卫生支出效率空间测量分析结果来看，中国经济发展对卫生支出效率的影响明显不平衡。经济增长和政府卫生支出与财政支出的比例促进了当地及其邻近地区卫生支出的效率，而财政分权则抑制了卫生支出。政府可以进一步调整政府卫生支出与财政支出的比例，以维持经济增长，提高卫生支出效率。为全面推进社会教育建设，提高人民群众文化素质，政府需要进一步出台促进中国教育发展的政策。如果文盲率降低，可以大大提高卫生支出的效率。

参 考 文 献

［1］安钢．我国公共卫生支出效率评估及收敛性研究［J］．统计与决策，2017（3）：138－141．

［2］白诗珧．财政医疗卫生支出对经济增长影响的研究［D］．东北师范大学，2017．

［3］班瑞益．对我国卫生资源配置和使用几个深层次问题的思索［J］．中国初级卫生保健，1999，13（7）：4－6．

［4］曹景林．中国公共支出体制公平效应评价［D］．天津财经大学，2008．

［5］曹伟燕．国内基本卫生服务包研究进展［J］．卫生经济研究，2008（4）：10．

［6］陈东，程建英．我国农村医疗卫生的政府供给效率——基于随机生产边界模型的分析［J］．山东大学学报（哲学社会科学版），2011（1）：64－71．

［7］陈浩．卫生投入对中国人力资本及经济增长影响的结构分析［J］．中国人口科学，2010（2）：92－100，112．

［8］陈强．高级计量经济学及Stata应用（第二版）［M］．北京：高等教育出版社，2014：593－594．

［9］程迪尔，刘国恩．基于基尼系数的省级公共卫生支出公平性分析［J］．统计与决策，2018，34（9）：100－104．

［10］程琳，廖宇岑．地方政府医疗卫生支出效率及其影响因素分析：基于异质性随机前沿模型［J］．中国卫生经济，2015，34（1）：16－18．

［11］储德银，韩一多，张同斌．财政分权、公共部门效率与医疗卫生服务供给［J］．财经研究，2015，41（5）：28－41，66．

[12] 邓大松，吴迪. 我国公共卫生支出效率分析 [J]. 广西经济管理干部学院学报，2015（3）：39-44.

[13] 丁忠民，玉国华. 社会保障、公共教育支出对居民收入的门槛效应研究 [J]. 西南大学学报（社会科学版），2017（4）：55-64.

[14] 杜乐勋. 基本卫生服务项目及其需求 [J]. 中国卫生经济，1997，16（11）：13.

[15] 范寒英. 基于区域比较维度的我国公共卫生支出的公平性研究 [D]. 广东外语外贸大学，2016.

[16] 冯占春，钟炎军. 建立覆盖城乡居民医疗保障体系对医疗服务提供的影响分析 [J]. 医学与社会，2008（9）：20-22.

[17] 傅勇，张晏. 中国式分权与蔡振支出结构偏向：为增长而竞争的代价 [J]. 管理世界，2007（3）：4-12，22.

[18] 高建刚. 财政分权对我国地方政府效率的影响 [J]. 经济经纬，2012（6）：131-135.

[19] 耿长泉. 论卫生事业是特殊生产性的重要事业 [J]. 理论探讨. 1993（1）：106-110.

[20] 耿嘉川，苗俊峰. 公共卫生支出的经济增长效应 [J]. 社会科学研究，2008（5）：59-62.

[21] 龚锋. 地方公共安全服务供给效率评估 [J]. 管理世界，2008（4）：80-90.

[22] 贡森. 医疗卫生服务公共政策研究 [J]. 卫生经济研究，2009（2）：5-11.

[23] 顾昕. 政府转型与中国医疗服务体系的改革取向 [J]. 学海，2009（2）：38-46.

[24] 顾昕. 中国城乡社会救助筹资水平的公平性 [J]. 国家行政学院学报，2007（1）：28-32.

[25] 官永彬. 基于 DEA 模型的我国地方政府环境保护支出效率评价 [J]. 重庆师范大学学报（哲学社会科学版），2015（4）：73-80.

[26] 官永彬. 新医改以来我国医疗卫生财政支出效率评价：2009~2011 [J]. 中共南京市委党校学报，2015（1）：20-27.

[27] 管彦庆，刘京焕，王宝顺. 中国省级公共医疗卫生支出效率动

态评价研究——基于医药卫生体制改革视角 [J]. 贵州财经大学学报, 2014（1）：89 – 97.

[28] 郭平, 刘乐帆, 肖海翔. 内生增长模型下政府卫生支出对经济增长的贡献分析 [J]. 统计与决策, 2011（7）：94 – 97.

[29] 韩华为, 苗艳青. 地方政府卫生效率核算及影响因素实证研究——以中国31省份面板数据为依据 DEA – Tobit 分析 [J]. 财经研究, 2010（5）：4 – 15, 39.

[30] 韩玉军, 陆旸. 门槛效应、经济增长与环境质量 [J]. 统计研究, 2008（9）：24 – 31.

[31] 何长江. 政府卫生支出行为影响因素的实证分析 [J]. 财经科学, 2011（4）：94 – 100.

[32] 和晋予, 许树强. 我国卫生资源区域配置理论初探 [J]. 中国卫生经济, 2004, 23（12）.

[33] 贺俊, 李少博, 刘亮亮. 宏观税负、政府公共支出与中国居民消费 [J]. 天津大学学报（社会科学版）, 2015, 17（6）：503 – 507.

[34] 呼宇, 杨敬宇. 关于重建农村基本医疗保障制度的探讨 [J]. 开发研究, 2003（4）：73 – 76.

[35] 胡宏伟. 城居保与家庭医疗消费支出负担：政策效应评估——基于工具变量方法与稳健性检验 [J]. 学海, 2013（6）：59 – 66.

[36] 黄文佳. 我国卫生资源地区分布公平性研究 [D]. 复旦大学, 2011.

[37] 黄小平, 方齐云. 我国财政卫生支出区域差异研究 [J]. 中国卫生经济, 2008（4）：20 – 23.

[38] 吉媛, 蒋崧韬. 农村居民医疗消费支出影响因素分析 [J]. 生产力研究, 2017（4）：10 – 16.

[39] 金荣学, 宋弦. 新医改背景下的我国公共医疗卫生支出绩效分析——基于 DEA 和 Malmquist 生产率指数的实证 [J]. 财政研究, 2012（9）：54 – 60.

[40] 靳涛, 陶新宇. 政府支出和对外开放如何影响中国居民消费？——基于中国转型式增长模式对消费影响的探究 [J]. 经济学（季刊）, 2016, 16（1）：121 – 146.

[41] 兰相洁. 公共卫生支出与经济增长：理论阐释与空间计量经济分析 [J]. 经济与管理研究，2013（3）：39-45.

[42] 蓝相洁. 中国医疗卫生财政支出城乡非均等性的实证研究 [J]. 重庆大学学报，2016（4）：11-18.

[43] 李春琦，唐哲一. 财政支出结构变动对私人消费影响的动态分析——声明周期视角下政府支出结构需要调整的经验证据 [J]. 财经研究，2010，36（6）：90-101.

[44] 李建军，张辰昕. 地方政府公共品供给效率实证研究 [J]. 经济经纬，2012（4）：156-160.

[45] 李克建. 基于三阶段 DEA 模型安徽省医疗卫生支出效率的研究 [D]. 安徽财经大学，2018.

[46] 李玲. 让公立医院回归社会公益的轨道 [J]. 求是，2008（7）：56-58.

[47] 李玲. 医疗改革暗在何方 [A]. 卫生部新闻办公室、中国医院协会、人民日报教科文部、人民日报社网络中心（人民网）.

[48] 李普亮，郑旭东. 税收负担、财政民生投入与城镇居民消费 [J]. 税务研究，2014（1）：67-72.

[49] 李延军，史笑迎，李海月. 京津冀区域金融集聚对经济增长的空间溢出效应研究 [J]. 经济与管理，2018（1）：21-26.

[50] 李郁芳，王宇. 中国地方政府医疗卫生支出效率及影响因素研究 [J]. 湖南大学学报，2015（5）：41-49.

[51] 李忠民，李剑，姚宇. 中国省际医疗财政支出效率比较研究——基于 DEA-Malmquist 指数分析法 [J]. 统计与信息论坛，2012（8）：73-77.

[52] 梁学平. 财政支出视角下我国公共物品供给规模变化的实证分析 [J]. 中央财经大学学报，2013（7）：7-12.

[53] 刘波. 中国新型农村合作医疗公平性与效率性研究 [D]. 东北财经大学，2011.

[54] 刘春平，朱娟等. 海南省公共卫生支出与经济增长关系的实证研究 [J]. 中国卫生经济，2017（4）：67-69.

[55] 刘国恩. 中国医疗体制改革：下一步向何处去？（英文）[A].

北京论坛（Beijing Forum）．北京论坛（2007）文明的和谐与共同繁荣——人类文明的多元发展模式："人口发展的多元模式与健康保障"人口分论坛论文或摘要集［C］．北京论坛（Beijing Forum）：北京大学北京论坛办公室，2007：2.

［56］刘海英，张纯洪．中国城乡卫生经济系统投入产出动态效率的对比研究［J］．农业经济问题，2010，31（2）：44－51，111.

［57］刘继同．中国医学社会学30年：研究现状、结构困境与发展前瞻［J］．中国医学人文评论，2008，2（0）：63－72.

［58］刘景章，王晶晶．广东省公共卫生支出效率及其影响因素研究［J］．产经评论．2015（5）：148－160.

［59］刘尚希．医改：如何跳出"政府—市场"间的循环怪圈［J］．中国发展观察，2009（5）：5－7.

［60］刘小鲁．区域性公共品的最优供给：应用中国省际面板数据的分析［J］．世界经济，2008（4）：86－95.

［61］刘振亚，唐滔，杨武．省级财政支出效率的DEA评价［J］．经济理论与经济管理，2009（7）：50－56.

［62］刘自敏，张昕竹．我国政府卫生投入的动态效率及其收敛性研究——基于修正的Malmquist指数法［J］．软科学，2012，26（12）：50－56.

［63］刘自敏，张昕竹，杨丹．省级政府卫生投入动态效率及其收敛性研究［J］．经济与管理研究，2014（3）：26－35.

［64］卢洪友，卢盛峰，陈思霞．中国地方政府供给公共服务匹配程度评估［J］．财经问题研究，2011（3）：96－103.

［65］吕本友．基本医疗卫生制度下政府卫生支出及公平性研究［J］．经济研究导刊，2015（3）：84－86.

［66］吕炜．深化我国财政体制改革的探讨［J］．管理世界，2005（12）：144－145.

［67］吕炜，王伟同．发展失衡、公共服务与政府责任——基于政府偏好和政府效率视角的分析（英文）［J］．Social Sciences in China，2008，29（4）：63－80.

［68］罗红雨．我国省级财政卫生支出效率及影响因素实证研究［J］．

中国卫生经济，2012（6）：13－15.

[69] 骆永民. 财政分权对地方政府效率影响的空间面板数据分析 [J]. 商业经济与管理，2008（10）：75－80.

[70] 马东平，常璇，陈清梅，尹爱田. 基于公共产品视角探讨基本公共卫生服务供给中的政府责任 [J]. 中国卫生经济，2015，34（7）：15－16.

[71] 马海良，王若梅，丁元卿，张红艳. 城镇化对工业能源消费的门槛效应研究——以长江经济带省份为例 [J]. 中国人口·资源与环境，2017（3）：56－62.

[72] 马小利，李阳. 经济增长、卫生投入与健康投资效益：基于FA-VAR模型的实证研究 [J]. 中国卫生经济，2017（6）：79－81.

[73] 曼昆. 经济学原理（3版）[M]. 北京：机械工业出版社，2003.

[74] 毛军，杨蓓. 我国地方政府支出影响居民消费：正向传导还是反向倒逼 [J]. 财政研究，2015（2）：9－11.

[75] 孟庆跃. 政府卫生投入分析和政策建议 [J]. 中国卫生政策研究，2008，1（1）：5－8.

[76] 苗俊峰. 我国公共卫生支出规模与效应的分析 [J]. 山东工商学院学报，2005（2）：31－35.

[77] 宁小花，张居营. 财政分权与地方公共卫生支出：基于不同口径指标与省级面板数据的实证分析 [J]. 中国卫生经济，2018，37（6）：16－20.

[78] 彭志丽，何洁仪. 我国卫生资源配置的现状、存在问题及改革的重点难点分析 [J]. 国际医药卫生导报，2005（19）：21－23.

[79] 平新乔，白洁. 中国财政分权与地方公共品的供给 [J]. 财贸经济，2006（2）：49－55，97.

[80] 饶克勤，刘远立. 经济转型与健康转变：中国和俄罗斯的比较（之二）[J]. 中国卫生经济，2001（5）：32－34.

[81] 沈满洪，何玲巧. 外部性的分类及外部性理论的演化 [J]. 浙江大学学报（人文社会科学版）. 2002，32（1）：152－160.

[82] 苏滨. 试论我国地方公共卫生支出的区域公平性 [J]. 管理观察，2013（8）：109－110.

［83］孙德超，徐文才. 医疗卫生服务不均等的现实考察及均等化途径［J］. 经济问题，2012（10）：42-45.

［84］孙德梅，王正沛，孙莹莹. 我国地方政府公共服务效率评价及其影响因素分析［J］. 华东经济管理，2013（8）：142-149.

［85］锁利铭. 公共品最优供给的两种分析途径及启示［J］. 科技进步与对策，2007（11）：44-47.

［86］谭涛，张燕媛等. 中国农村居民家庭消费结构分析：基于QUAIDS模型的两阶段一致估计［J］. 中国农村经济，2014（9）：17-31，56.

［87］唐齐鸣，王彪. 中国地方政府财政支出效率及影响因素研究［J］. 金融研究，2012（2）：48-60.

［88］陶春海，王梦颖. 基于Lasso回归模型的我国个人卫生支出占比影响因素分析［J］. 统计与决策，2017（21）：100-103.

［89］陶春海，王玉晓. 政府卫生支出对个人卫生支出的影响——基于总量与结构效应视角的实证分析［J］. 统计与信息论坛，2018，33（5）：33-38.

［90］陶春海，王玉晓. 政府卫生支出对区域经济的空间溢出效应研究——基于山东省17市的空间面板模型［J］. 华东经济管理，2019，33（3）：19-24.

［91］陶春海，王玉晓. 政府卫生支出结构对经济增长的影响——基于Lasso回归和面板门槛模型的分析［J］. 软科学，2018，32（11）：34-38.

［92］屠彦. 我国政府卫生投入效率研究［J］. 中国卫生经济，2012（9）：62-66.

［93］万莎. 中国各地区医疗卫生支出的健康效率研究［J］. 财政监督，2015（10）：68-70.

［94］王宝顺，刘京焕. 中国地方公共卫生财政支出效率——基于DEA-Malmquist指数的实证分析［J］. 经济经纬，2011（6）：136-140.

［95］王宝顺，刘京焕. 中国公共服务投入与产出的动态关系研究——以教育和公共卫生为例［J］. 统计与信息论坛，2011，26（11）：32-33.

[96] 王根贤. 公共医疗保障与经济稳定增长的宏观视角 [J]. 经济体制改革, 2008 (4): 175 – 177.

[97] 王俊. 中国政府卫生支出规模研究——三个误区及经验证据 [J]. 管理世界, 2007 (2): 27 – 36.

[98] 王磊. 试探公共产品最优供给规模及效率的模型与方法——在测度政府层级条件下 [J]. 经济与管理, 2007 (7): 10 – 16.

[99] 王丽, 王晓洁. 京津冀协同背景下公共医疗卫生支出绩效差异实证分析 [J]. 中央财经大学学报, 2015 (4): 3 – 10.

[100] 王沁, 王治军. 医疗保障制度与经济增长的关系研究 [J]. 保险研究, 2016 (9): 89 – 102.

[101] 王箐, 魏建. 竞争、医疗保险与宏观医疗效率——基于 DEA 模型的两阶段分析 [J]. 经济问题, 2013 (4): 17 – 21.

[102] 王伟. 我国农村医疗卫生服务供给效率研究 [D]. 山东大学, 2017.

[103] 王希娟. 我国社会保障支出对居民消费的影响分析 [J]. 洛阳理工学院学报 (社会科学版), 2017, 32 (5): 45 – 48.

[104] 王晓洁. 中国公共卫生支出均等化水平的实证分析——基于地区差别视角的量化分析 [J]. 财贸经济, 2009 (2): 46 – 49.

[105] 王昕天. 卫生投入、技术效率与健康绩效: 基于 SFA 法对卫生投入效率的测算 [J]. 中国卫生经济, 2014, 33 (3): 25 – 29.

[106] 王志锋, 张天. 中国医疗卫生服务均等化的地区比较及体制改革研究 [J]. 经济社会体制比较, 2009 (6): 68 – 75.

[107] 温连奎, 杨莉, 孙黎. 我国政府卫生支出地区公平性研究 [J]. 中国卫生政策研究, 2016, 9 (7): 74 – 78.

[108] 文小才. 中国医疗卫生资源配置中的财政投入制导机制研究 [J]. 经济经纬, 2011 (1): 141 – 146.

[109] 吴迪. 浅析我国卫生事业的公益性 [J]. 社会观察, 2015 (3): 365 – 366.

[110] 吴强, 刘云波. 财政支出影响居民消费的差异性效应分析——基于财政功能和居民消费分类的省级面板数据 [J]. 宏观经济研究, 2017 (10): 20 – 30, 61.

［111］吴伟，于文轩，马亮. 服务型政府建设取得进展了吗——中国城市的纵贯比较［J］. 甘肃行政学院学报，2015（12）：4－21.

［112］肖海翔，曹天舒，唐李伟. 政府卫生支出健康效率测算及分析［J］. 中国卫生政策研究，2014，7（11）：71－77.

［113］谢明明，朱铭来. 医疗保险对医疗费用影响的门槛效应研究［J］. 江西财经大学学报，2016（4）：57－65.

［114］谢鹏飞. 精准扶贫完善农村老年人医疗保障政策的研究［J］. 中国市场，2017（14）：233－235.

［115］许慧. 我国政府卫生支出的地区公平性分析［J］. 经济研究参考，2009（35）：47－51.

［116］许慧. 政府卫生支出问题研究［M］. 北京：中国财政经济出版社，2010.

［117］续竞秦，杨永恒. 地方政府基本公共服务供给效率及其影响因素实证分析－基于修正的DEA两步法［J］. 财贸研究，2011（6）：89－96.

［118］杨红燕，陈天红. 英国财政社会保障支出制度结构与公平性分析［J］. 武汉理工大学学报（社会科学版），2013，26（4）：582－587.

［119］杨玲，时秒. 中国政府卫生支出健康绩效实证研究——基于2010年省际数据分析［J］. 中国地质大学学报：社会科学版，2013，13（3）：127－133.

［120］杨晓胜，刘海兰，安然. 卫生费用支出、人力资本与经济增长：基于联立方程的研究［J］. 中国卫生经济，2014（4）：11－12.

［121］杨宜勇，刘永涛. 我国省际公共卫生和基本医疗服务均等化问题研究［J］. 经济与管理研究，2008（5）：11－17.

［122］印石. 走产业化之路办好卫生福利事业［J］. 卫生经济研究. 1995（6）：5－8.

［123］应亚珍. 从制度与管理层面探析新型农村合作医疗绩效［J］. 中国卫生经济，2009，28（3）：35－36.

［124］于保荣，王维夫，李友卫，王庆. 国际卫生改革经验对我国卫生体制改革的借鉴［J］. 中国卫生质量管理，2008（4）：5－8.

［125］余显财，朱美聪. 财政分权与地方医疗供给水平［J］. 财经研究，2015（9）：42－64.

［126］袁菁华. 卫生公平——全面小康社会的公共政策选择［J］. 卫生经济研究，2004（6）：13 - 16.

［127］臧其东. 四川省公共卫生财政支出效率研究［D］. 西南财经大学，2013.

［128］张军. 分权与增长：中国的故事［J］. 经济学（季刊），2008（1）：21 - 52.

［129］张宁，胡鞍钢，郑京海. 应用 DEA 方法测评中国各地区健康生产效率［J］. 经济研究，2006（7）：92 - 105.

［130］张倩. 某省卫生资源配置公平性研究［D］. 大连医科大学，2014.

［131］张权，王德祥. 城市公共支出效率测算及层次性研究——基于随机前沿模型［J］. 财贸研究，2013，24（1）：78 - 85.

［132］张蕊，王楠，冯鑫鑫. 中国地方政府公共服务成本效率的地区差异研究——基于多产出随机成本前沿模型［J］. 天府新论，2012（4）：50 - 56.

［133］张燕. 财政分权与地方政府医疗卫生支出效率研究［D］. 安徽财经大学，2017.

［134］张颖熙. 医疗服务是必需品还是奢侈品？——基于中国城镇居民家庭医疗卫生支出弹性的实证研究［J］. 经济学动态，2015（10）：94 - 103.

［135］张毓辉，郭峰，万泉，等. 2010 年中国卫生总费用测算结果与分析［J］. 中国卫生经济，2012，31（4）：5 - 11.

［136］张毓辉，陶四海，赵郁馨. 国内外政府卫生支出口径的异同及结果分析［J］. 中国卫生经济，2006（3）：10 - 12.

［137］张仲芳. 财政分权、卫生改革与地方政府卫生支出效率——基于省际面板数据的测算与实证［J］. 财贸经济，2013（9）：28 - 42.

［138］张仲芳. 国内外政府卫生支出测算方法、口径及结果的比较研究［J］. 统计研究，2008（4）：16 - 19.

［139］张自宽. 漫谈经济体制转轨期的医院经营管理问题［J］. 中国医院管理，1977，17（11）：7 - 9.

［140］赵广川，马超，郭俊峰. 中国农村居民医疗消费支出不平等及

其演变 [J]. 统计研究, 2015 (10): 65 - 73.

[141] 钟晓敏, 杨六妹. 公私医疗卫生支出与经济增长关系的实证分析 [J]. 财经论丛, 2016 (3): 20 - 27.

[142] 周黎安. 中国地方官员的晋升锦标赛模式研究 [J]. 经济研究, 2007 (7): 36 - 50.

[143] 周寅. 财政投入对公共医疗卫生服务影响的探讨 [J]. 求实, 2006 (2): 185 - 186.

[144] 朱越浦, 樊晗露, 黄新建. 城镇化与老龄化对经济增长的影响研究 [J]. 统计与决策, 2017 (10): 99 - 103.

[145] Afonso A, Fernandes S. Measuring Local Government Spending Efficiency: Evidence for the Lisbon Region [J]. Regional Studies, 2006, 40 (1): 39 - 53.

[146] Ahmed S. Temporary and Permanent Government Spending in An Open Economy: Some Evidence for the United Kingdom [J]. Journal of Monetary Economics, 1986, 17 (2): 197 - 224.

[147] Aigner DJ, Lovell CSK, Schmidt PS. Formulation and estimation of stochastic frontier production function models [J]. Journal of Econometrics, 1977 (6): 21 - 37.

[148] Arrow KJ, Kurz M. Optimal Growth with Irreversible Investment in a Ramsey Model [J]. Econometrica, 1970, 38 (2): 331 - 344 .

[149] Athanassopoulos A, Trlantis K. Assessing aggregate cost efficiency and the related policy implications for Greek local municipalities [J]. Infor, 1998, 36 (3): 66 - 83.

[150] Badi HB, Francesco Moscone. Health Care Expenditure and Income in the OECD Reconsidered: Evidence from Panel Data [J]. Economic Modeling, 2010, 27 (4): 804 - 811.

[151] Banker RD, Chames A, Cooper WW. Some Models for Estimating Technical and Scale inefficiencies in Data Envelopment Analysis [J]. Management Sxience, 1984, 30 (9): 1078 - 1092.

[152] Banker RD, Morey RC. Efficiency Analysis for Exogenously Fixed Inputs and outputs [J]. Operations Research, 1986, 34 (4): 513 - 521.

［153］Barro RJ. Government spending in a simple model of endogeneous growth ［J］. Journal of Political Economy, 1990, 98 (5): 103 – 125.

［154］Baum CF, Schaffer ME, Stillman S. Enhanced routines for instrumental variables/generalized method of moments estimation and testing ［J］. The Stata Journal, 2007 (4): 465 – 506.

［155］Carrington et al. Performance Measurement in Government Service Provision: The Case of Police Services in New South Wales ［J］. Journal of Productivity Analysis, 1997 (8): 415 – 430.

［156］Carrion – i – Silvestre JL. Health Care Expenditure and GDP: Are They Broken Stationary? ［J］. Journal of Health Economics, 2005, 24 (5): 839 – 854.

［157］Charnes A, Cooper WW, Rhodes E. Measuring the efficiency of decision making units ［J］. European Journal of Operational Research, 1978, 2 (6): 429 – 444.

［158］Chirikos TN. Further evidence that hospital production is inefficient ［J］. Inquiry, 1999, 35 (4): 408 – 416.

［159］Daniels N. Justice, Health, and Healthcare ［J］. American Journal of Bioethics, 2001, 1 (2): 2 – 16.

［160］De Borger B, Kerstens K. Cost efficiency of Belgian local governments: A comparative analysis of FDH, DEA, and econometric approaches ［J］. Regional Science and Urban Economics, 1996, 26 (2): 145 – 170.

［161］Devarajan S, Swaroop V, Zou HF. The composition of public expenditure and economic growth ［J］. Journal of Monetary Economics, 1996 (37): 313 – 344.

［162］Devarajan S, Swaroop V, Zou H. The composition of public expenditure and economic growth ［J］. Journal of Monetary Economics, 1996, 37 (2): 313 – 344.

［163］Fare RS et al. Multilateral Productivity Comparisons When Some Outputs are Undesirable A Non – parametric Approach ［J］. Review of Economics and Statistics, 1989, 71 (1): 90 – 98.

［164］Farrell MJ. The Measurement of Technical Efficiency ［J］. Journal of the Royal Statistical Society, Series A, General. 120, 1957 (03): 253 – 281. 1957, 30 (9): 1078 – 1092.

[165] Feldstein PJ, Wickizer TM, Wheeler JR. Private cost containment. The effects of utilization review programs on health care use and expenditures [J]. N Engl J Med. 1988.

[166] Fried HO, Schmidt SS, Yaisawamg S. Incorporating the Operating Environment into a Nonparametric Measure of Technical Efficiency [J]. Journal of Productivity Analysis, 1999 (12): 249 – 267.

[167] Geys B, Heinemann F, Kalba. Local government in the wake of demographic change: Evidence from German Municipalities [J]. Finanzarchiv, 2008, 64 (4): 434 – 457.

[168] Geys B. Looking across borders: A test of spatial policy interdependence using local government efficiency ratings [J]. Journal of Urban Economics, 2006, 60 (3): 443 – 462.

[169] Halkos G E, Tzeremes N G. A Conditional Nonparametric Analysis for Measuring the Efficiency of Regional Public Healthcare Delivery. An Application to Greek Prefectures [J]. Health Policy, 2011, 103 (1): 73 – 82.

[170] Hansen BE. Sample Splitting and Threshold Estimation [J]. Econometrica, 2000, 68 (3): 575 – 603.

[171] Hansen BE. Threshold Effects in Non – Dynamic Panels: Estimation, Testing, and Inference [J]. Journal of econometrics, 1999, 93 (2): 345 – 368.

[172] Herrera S, Pang Gaobo. Efficiency of Public Spending in Developing Countries. An Efficiency Frontier Approach [R]. World Bank Policy Research Working Paper, 2005.

[173] Hofler RA, Folland ST. Technical and allocation inefficiencies of United States hospitals under a stochastic frontier approach [C]. Presentation at the Midwest Economics Association Fifty – fifth Annual Meeting (St. Louis, Mo), 1991.

[174] Honjo K, Verhoeven M, Gupta S. The Efficiency of Government Expenditure: Experiences From Africa [J]. Journal of Policy Modeling, 2001,

23 (4)：433 - 467.

[175] Kao C. Efficiency Decomposition in Network Data Envelopment A-nalysis：A Relational Model [J]. Journal of Operational Research, 2008 (1)：418 - 429.

[176] Koch EW. A contribution to the theory and empirics of Schumpeterian growth with worldwide interactions [J]. Journal of Economic Growth, 2011, 16 (3)：215 - 255.

[177] Lavado R F, Cabanda E C. The Efficiency of health and education expenditures in the Philippines [J]. Central European Journal of Operations Research, 2009 (3)：275 - 291.

[178] Lewis HF, Sexton TR. Network DEA：Efficiency Analysis of Organizations with Complex Internal Structure [J]. Computers Operations Research, 2004 (31)：1365 - 1410.

[179] Lorusso M, Pieroni L. The effects of military and non - military government expenditures on private consumption [J]. Journal of Peace Research, 2017, 54 (3)：442 - 456.

[180] Marattin L, Salotti S. On the usefulness of government spending in the EU area [J]. Journal of Socio - Economics, 2011, 40 (6)：780 - 795.

[181] Meeusen W, Broeck JD. Efficiency estimation from Cobb - Douglas production functions with composed error [J]. International Economic Review, 1977, 18 (2)：435 - 444.

[182] Retzlaff - Roberts D, Chang CF , Rubin RM . Technical efficiency in the use of health care resources：a comparison of OECD countries [J]. Health Policy, 2004, 69 (1)：1 - 72.

[183] Santiago LP, David CP, Carla BF. On the Relationship Between GDP and Health Care Expenditure：A New Look [J]. Economic Modeling, 2013 (32)：124 - 129.

[184] Seifert S, Nileswand M. What Drives Intermediate Local Governments Spending Efficiency：The Case of French Departments [J]. Local Government Stedies. 2014, 40 (5)：766 - 790.

[185] Sen AK. Health：Perception Versus Observation [J]. BMJ (on-

line), 2002, 324 (7342): 860 – 861.

[186] Sexton TR, Lewis HF. Two Stage DEA: An Application to Major League Baseball [J]. Journal of Productivity Analysis, 2003, 2 (3): 227 – 249.

[187] Sharon H, Yossi H, Tzahit ST. Determinants of healthcare systems efficiency in OECD countries [J]. The European Journal of Health Economics, 2013, 14 (2): 253 – 265.

[188] Simar L, Wilson RPW. Sensitivity Analysis of Efficiency Scores How to Bootstrap in Nonparametric Frontier Models [J]. Management Science, 1998, 44 (1): 49 – 61.

[189] Simar L, Wilson RPW. Statistical Inference in Nonparametric Frontier Models the State of the Art [J]. Journal of Productivity Analysis, 2000 (13): 49 – 78.

[190] Stigler GJ. Perfect Competition, Historically Contemplated [J]. Journal of Political Economy, 1957, 65 (1): 1 – 17.

[191] Stiglitz JE, Sala – I – Martin X, Walle NVD. Economics of the public sector [M]. 1988.

[192] Tone K. A. Slacks – based measure of efficiency in data envelopment analysis [J]. European Journal of Operational Research, 2001 (1): 498 – 509.

[193] Tong L, Robert R. Cost inefficiency in Washington Hospital: A Stochastic Frontier Approach Using Pane Date [J]. Health Care Management Science, 2001 (4): 73 – 81.

[194] Vitaliano DF, Toren M. Cost and efficiency in nursing homes: a stochastic frontier approach [J]. Journal of Health Economics, 1994, 13 (3): 281 – 300.

[195] Vivien L, Roland W. Government Spending, Entry, and the Consumption Crowding – in Puzzle [J]. International Economic Review, 2017, 58 (3): 943 – 972.

[196] Wagstaff A, Doorslaer EV, et al. Equity in the finance of health care: some further international comparisons [J]. Journal of health economics,

1999（18）：263 – 290.

［197］ Wang M. , Tao C. Research on the Efficiency of Local Government Health Expenditure in China and Its Spatial Spillover Effect. Sustainability 2019, 11, 2469.

［198］ Wang QY . Fixed – effects Panel Threshold Model Using Stata ［J］. The Stata Journal, 2015, 15（1）：121 – 134.

［199］ Worthington AC, Dollery BE. Measuring Efficiency in local Government Planning and Regulatory Function ［J］. Pubic Productivity & Management Review, 2000b, 23（4）：469 – 485.

［200］ Worthington C. Cost efficiency in Australian local government：A comparative analysis of mathematical programming and econometric approaches ［J］. Financial Accounting and Management, 2000, （16）3：201 – 221.

［201］ Zuckerman S, Hadley J, Lezzoni L. Measuring hospital efficiency with frontier cost functions ［J］. Journal of Health Economics, 1994（13）：225 – 280.